U0818939

向睡眠要健康

秦斌◎主编

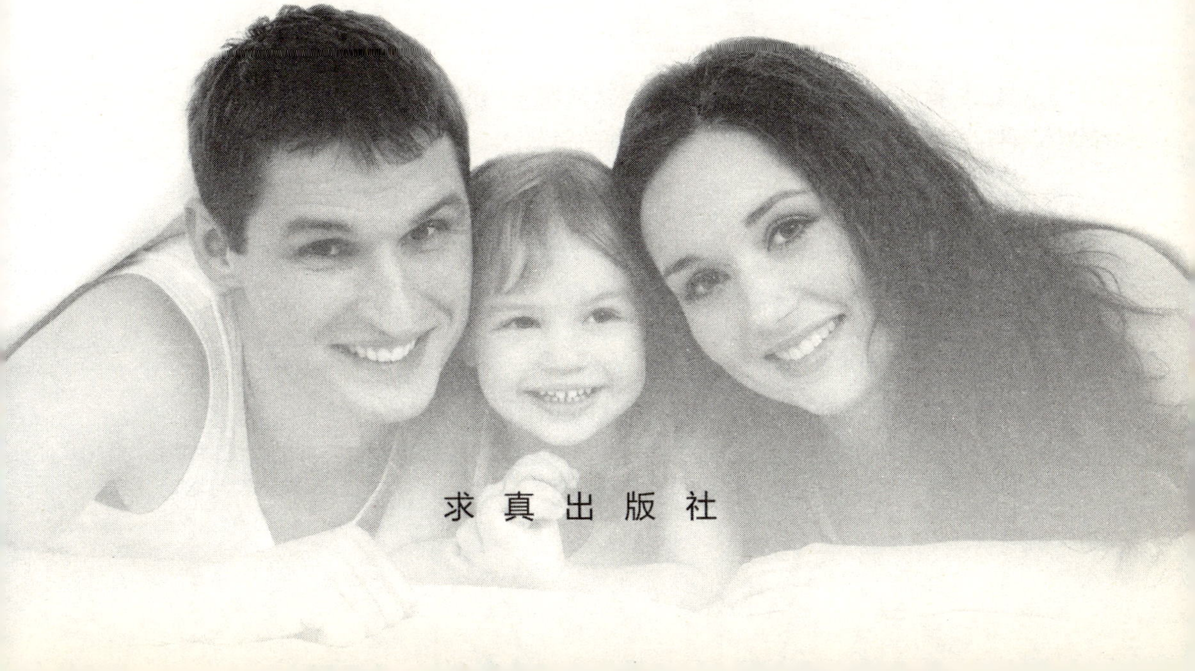

求 真 出 版 社

图书在版编目（CIP）数据

向睡眠要健康／秦斌主编．—北京：求真出版社，2013. 11
ISBN 978－7－80258－210－1

Ⅰ. ①向… Ⅱ. ①秦… Ⅲ. ①睡眠—关系—健康—通俗读物
Ⅳ. ①R163－49

中国版本图书馆 CIP 数据核字（2013）第 263540 号

向睡眠要健康

编　　者：秦　斌
出版发行：求真出版社
社　　址：北京市西城区太平街甲 6 号
邮政编码：100050
印　　刷：北京中印联印务有限公司
经　　销：新华书店
开　　本：700×1000　1/16
字　　数：136 千字
印　　张：12
版　　次：2013 年 12 月第 1 版　2013 年 12 月第 1 次印刷
书　　号：ISBN 978－7－80258－210－1/R·72
定　　价：22. 00 元
编辑热线：（010）83190226
销售热线：（010）83190289　83190292　83190297

版权所有　侵权必究　　**印装错误可随时退换**

补什么不如补睡眠

（代　序）

人为什么要花掉人生三分之一的时间来睡觉？睡觉为什么会做梦，而且还会梦到一辈子都可能不会发生的事？睡觉到底为身体提供了些什么？如果人类不睡觉，会发生什么事？这些问题已经困扰人类几百年，甚至几千年。

睡眠就像一个蒙着重重面纱，从远古走来的阿拉伯少女，那曼妙的身姿，谜一样的双眼让人类对她迷惑不已，而她浑身散发着古老而神秘的气息，更是一步步引诱着人类急于揭开她的面纱。然而，她是那样的神秘，甚至有些虚幻，以至人类始终无法揭开她的面纱，而仅仅只是靠近了她。直到近些年，随着对人体了解的深入，人们才揭开了睡眠重重面纱中的最外一层，但这一层显现出来的痕迹却足已令人们吃惊了。

人体是一个复杂的、精密的机器。这台机器每天都在不停地运转，它所消耗的能量是巨大的，而这些能量一方面来自于饮食，另一方面来自于身体的自我储存。如果这两个途径都无法支撑时，人体则需要额外补充一些能量，以提高身体机能，而这些物质往往被称为“补药”。

睡眠是生命的过程，是人体的一种本能，也是大脑对信息进行整合必经的一段路程。如果没有睡眠，或者睡眠质量不高，大脑对信息整合速度降低，处理信息速度变慢，人就会变得呆滞、不灵活。睡眠是某些活泼神经休息的时段，而神经是由神经细胞构成的，如果睡眠不够，使神经细胞长期处于疲劳状态，就会对身体产生一系列的影响，即表现出能量不足的某些症状。

或许人们还不知道，睡眠也是一种无意识的愉快状态，尽管无意识，但依然会给身体带来很多愉快的“记忆”或“痕迹”，会给身体带来意想不到的好处。总之，睡眠就像深藏在身体里的一块宝玉，总是在意想不到的时候，闪耀出“补益”的光芒。

睡眠是身体最好的补药！

目 录

第1章 睡眠补身之谜

第3章 谁偷走了上班族的睡眠

第4章　青少年睡眠好才能身体好

第6章 小宝宝也有睡眠问题

第8章　特殊人群出现的睡眠问题

第1章

睡眠补身之谜

睡眠是人生活的一部分，没有睡眠，就没有健康，没有精神，甚至没有生命。它是如此神奇，与人们的生活是如此的紧密，但人们却很少了解它。睡眠到底藏着哪些秘密呢?

神秘的睡眠

睡眠是人们生活中最熟悉的活动之一。在人的一生中，大约有 1/3 的时间是在睡眠中度过的。对于睡眠，人们仍然存在着许多疑惑。

睡眠是什么

过去，人们把睡眠看作休息，当成生命活动所必须经历的一种状态，甚至看作是大脑的另一种工作方式。然而没有哪一种说法能真正详尽地描述睡眠，能打败其他说法成为睡眠的真正定义。

目前，睡眠的定义是指大脑为了将刺激和刺激联结分配固化给相应神经细胞的需要，把兴奋点暂且转移到原先兴奋强度较弱的神经细胞，并由那些神经细胞接管人体的大部分生命活动，使原先接受处理内外刺激并作出反应兴奋度较高的神经细胞，减少信息刺激或作用被屏蔽所经历的必要的生命过程。简单地说，睡眠是大脑为了重整信息的需要，将部分过于兴奋的神经细胞强迫“平静”，只留下部分白天不太兴奋的神经细胞继续工作的一种状态。

人类大脑中存在着上百亿个神经元，即神经细胞。这些细胞具有高度分化能力，有多种类型，而类型相同的脑细胞大多聚集在大脑的相同部位，于是形成了大脑中统管不同信息的区域，即构成了思维、记忆的不同区域。当然，神经细胞之所以能有这种区别，是因为它并不是全能细胞，只是一种单项细胞，只能接受某一种信号脉冲。正是由于神经细胞具有这种特性，才为睡眠的出现提供了基础。

其实，睡眠并不是因需要而产生的，在一定程度上，它是地球生物习性进化的结果。由地球生物演变之初开始，这些细胞就在经受着白日、黑夜的交替，而这种交替在生物身体上留下了难以磨灭的痕迹，那就是在光线的作用下，细胞接受的信息相对较多，而在没有光线或光线较弱的情况下，细胞接受的信息较少。在缺少信息刺激的情况下，细胞的活性就降低了，并逐渐呈现出一种近似“平静”的状态，这种状态被称之为“睡眠”。

睡眠是身体的一种奇怪状态

人们之所以说睡眠神秘，多是由于睡眠很奇怪，比如睡眠很愉快。尽管人们一再强调睡眠是一种无意识的状态，但身体却总能感觉到愉快，它通常发生在躺在床上或身体允许自己休息的时候，即只有身体感觉到舒适、愉悦的状态时，才被允许进入“睡眠”，如果身体没有这种状态，即使再疲劳，也不会入睡，这就是为何会出现失眠的秘密。

睡眠很奇怪还表现为人在睡眠时所表现出的状态。与醒着的时候相比，进入睡眠的人自觉意识消失了，而且身体也表现出奇怪的放松状态，时刻紧绷的肌肉放松了，神经反射减弱了，体温下降，新陈代谢速度减慢，心跳减慢，就连胃肠道的蠕动也都明显减弱了，但此时做脑电图却可以发现，脑神经细胞发放的电脉冲并不比觉醒时减弱。身体的这种奇怪表现表明，体内一定有什么东西发生变化了，而这种变化往往随着睡眠的到来而降临。

另外，睡眠还是一种自发的可逆的静息状态。在睡眠中，人体自觉意识、活动似乎都停止了，但一旦有外界刺激，比如听见某些巨大的响声，或者有东西刺激了感觉神经，都会使睡眠状态消失，脑细胞也会在第一时间活跃起来，这也是睡眠很奇怪的地方。

睡眠是人体细胞的需要

人体接受的信息是庞大而复杂的，而这些信息都要经过神经细胞的分辨与传递，所以神经细胞是疲劳的，生物学实验也证明了这一点。神经细胞具有非同一般的分裂能力，在胎儿期间，每分钟会有多达 25 万个新细胞生成，每秒钟有 180 万个新连接可以形成。然而，这种有益的快速的增长持续到婴儿出生后就改变了。婴儿出生一段时间之后，脑神经细胞便不再分裂，而细胞本身会逐渐老化并死亡。据估计，婴儿时期人的脑神经细胞大概有120～140亿个，但平均每小时就有 1000～1200 个脑神经细胞死亡。

脑神经细胞死亡一般有两种原因：一种是过于疲劳，使脑神经细胞自身能量消耗过快，无法再支持细胞活性；另一种则是因为“用进废退”，太久没“被激活”的脑神经细胞，被“节能”的身体自动取消了其永久的活性，即死亡。由于脑神经细胞在人体中发挥着重要的作用，所以阻碍或保护脑神经细胞趋向死亡也是身体的重要任务。达到这个目的的途径有两种，一种是尽量减缓脑神经细胞自我能量消耗速度，即让细胞适当休息；另一种是适当刺激长期“休息”的细胞，使其保持一定的活性，而睡眠就是将这两种途径统一起来的唯一方式。从这个层面上说，睡眠是身体的需要。不过，这种需要也是人类在数亿年进化过程中形成的结果。

总之，睡眠总是冒着奇怪而神秘的泡泡，吸引着人们一步一步进行探索。或许在不久的未来，人们会最终揭开睡眠的秘密，但从现在开始就让我们用所知的睡眠知识尽力为身体服务吧。

人体的睡眠过程

人的睡眠是一个规律的完全休息的过程，通过睡眠来消除机体疲劳，恢复精力。国际上通常采用脑电图来测定人的脑电活动，通过测定发现，在睡眠阶段时，脑活动并非处于静止状态，而是表现出一系列主动调节的周期性变化，此时机体的各种生理功能，如感觉功能、运动功能和自主神经功能，会随着睡眠深度的变化而进行规律的活动。根据眼球运动情况和肌肉张力的变化将睡眠分为两种不同的时期，即NREM 睡眠（非快动眼睡眠）期和 REM 睡眠（快动眼睡眠）期。

刚进入睡眠的时期称为 NREM 睡眠期，NREM 睡眠期又分为四个阶段，进入睡眠后，会迅速由 1 期依次进入 2 期、3期、4 期并持续下去。在 NREM 睡眠期持续 80～120 分钟后出现第一次 REM 睡眠，持续几分钟后进入下一次 NREM 睡眠，形成循环周期。平均每 90 分钟出现一次 REM 睡眠，越接近睡眠后期，REM 睡眠的持续时间越长。每次可持续10～30 分钟。整个睡眠期间，这种 NREM－REM 睡眠周期会反复循环3～5次，每个周期中各期并不一定齐全，但都是从1期开始，凌晨时每个周期中的睡眠深度变浅，不会再达到4期。从NREM睡眠与REM睡眠的循环转换可以看出，睡眠过程并非一入睡就由浅入深并持续到天明，而是深一阵，浅一阵，深浅睡眠不断交替，互相连接，周而复始。

睡眠是身体最好的营养

如果让一个人刻意地保持清醒而不睡觉，那么用不了多久，他就会变得头重脚轻、反应迟钝、判断失误，甚至连讲话都理不清思路，还有可能出现比较严重的后果。相反，如果我们睡得好，晨醒时精神焕发，头脑清新，处理信息的能力就会大大提高，判断、预测能力就会增强，做工作就能得心应手。

睡眠乃养生第一要务

战国时期的名医文挚曾经对齐威王说："我的养生之道就是把睡眠放在头等地位。人和动物只有睡眠才能生长，睡眠能辅助脾胃消化食品，所以睡眠是养生的第一大补。如果人一晚上不睡觉，那么他损失一百天也难以恢复。"

从养生学角度出发，晚9点到清晨5点为有效睡眠时间。白天（凌晨5点到晚上9点）运动，产生能量，晚上（晚9点到清晨5点）开始进行细胞分裂，把能量转化为新生的细胞。晚上是人体细胞休养生息、推陈出新的时间，也是人体跟随地球的旋转，转到太阳背面的时间。阴主静，所以晚上是人们睡眠的好时机。如果这段时间能好好休息一下，那么身体和精神状态就能得到很好的恢复。这和睡觉多的宝宝长得又胖又快，而睡觉少的宝宝出现发育不良的道理是一样的。

睡眠有助于提高免疫力

人体免疫力的强弱决定着身体的健康程度，而睡眠质量则是决定人体免疫力强弱的重要因素。

美国免疫学家贝里·达毕教授曾带领他的科研小组对睡眠与人体免疫力的关系进行了专项研究。他们选择了 28 名试验对象，对他们进行自我催眠训练，结果发现在实施了催眠术后，睡眠时间较长的对象，血液中所含的 T 淋巴细胞和 B 淋巴细胞数量明显上升。而这两种淋巴细胞是人体免疫力的主力军，它们的上升意味着人体抗病能力得到了大幅度的提高。根据这一项试验结果，达毕教授的科研小组得出这样一个结论，睡眠能帮助人体消除疲劳、产生新的活力、提高免疫力、增强抗病能力。

可见，睡眠充足的确有助于提高机体免疫力和抗病能力，所以我们每天都应确保充足的睡眠。

如何让你的睡眠更有“营养”

◎保证一定的睡眠时间

睡眠过多会伤气，睡眠过少会损精耗神，所以睡多睡少都不好，应根据各人的具体情况来决定。一般而言，成年人每天的睡眠时间应不少于 7 小时，老年人会少一些，但通过白天打盹儿，同样可以把丢失的睡眠找回来。

◎养成良好的睡眠习惯

养成按时睡觉的习惯，一般晚上的入睡时间应为9点至11点。设法营造一个舒适的睡眠空间，睡前泡个澡，听会儿轻音乐都是良好的助眠方式。尽量避免过度刺激，如睡前抽烟、喝咖啡等，不要看惊险、凶杀的影片，不要把工作的烦恼带回家。

◎提倡睡四季觉和子午觉

四季觉，即睡觉时间要顺应四季的变化。春季是万物萌发的季节，要早睡早起。夏季阳气旺，适合晚睡早起。秋季阳气收敛，应该早睡早起，最好在鸡叫时就起床。冬季阳气内藏，要早睡晚起，最好是太阳出来以后再起床。每个季节的睡觉时间和起床时间都要顺应季节和自身的体质，夜里睡眠相对比较少的季节，要适当增加午睡。

当然，睡得多并不等于睡得好，与睡眠时间的长短相比，睡眠的质量更重要。如果每天睡五六个小时就能达到全身轻松、精力充沛的效果，说明睡眠时间已经足够，多睡反而不利于健康。

正常的睡眠时间是多长

睡眠多少应因人而异。有的人可能一天睡三四个小时就能保证一整天的精力充沛，睡多了反而觉得不舒服。而有的人，即使每天的睡眠时间在八九个小时以上，也会觉得睡眠不足，睡了不想醒，醒了还想睡。

长睡者与短睡者哪个好

据统计，世界上大约有1%～3%的人属于短睡者，他们每天睡三四个小时就足够了，如拿破仑、爱迪生、撒切尔夫人等。也有每天睡9～11个小时，甚至更多的人，如爱因斯坦、瓦特等，他们则属于长睡者。长睡者和短睡者的总睡眠时间有很大差距，但睡眠质量却和普通的睡眠者一样。

此外，要看深睡眠占总睡眠时间的比例，短睡者要比长睡者甚至是普通睡眠者高很多。因此，很多人在学习和工作繁忙的情况下，开始逐渐减少自己的睡眠时间，以便有更多时间投入到工作中，虽然他们每天睡眠的时间很短，但仍会觉得一天的生活很愉快而且很充实。因为与睡眠长的人相比，他们入睡速度快，夜间醒来次数少，不经常做梦。

短睡者常常有稳重、乐观、活跃、积极的特性，他们遇事很少优柔寡断、犹豫不定，而是精力充沛、工作效率高。在这些人当中，有心理状态比较稳定的人、有强迫性癖好的人、有自甘忙碌生活的人。面对困难，他们的心态通常是，只要有可能，就不去想那些麻烦事，并对生活和事业允满信心。但睡眠时间长的人却没有特别明显的倾向，他们中的大多数兴趣不固定，对自己所做的事表现得非常认真，甚至追求完美，并且善于思考。但同时，他们会有一些抑郁、胆小，并常常会有不满情绪出现。长睡者对睡眠的价值都有很高的评价，并且认为睡眠对身体的健康是最重要的，绝对不能马虎。如果稍有睡眠不足，他们就会产生焦虑情绪。

不同年龄睡眠时间不一样

一般说来，人每昼夜总睡眠时间会随着年龄增长而减少。但每个年龄段都有自己特殊的标准睡眠时间，可大致归纳为以下几个阶段：

◎婴幼儿时期

周岁以内的婴儿需要的睡眠时间最多，他们每天的睡眠时间不少于16个小时。这是因为婴儿要做许多梦，学习各种动作和处理脑海中留下的印象。随着年龄的增长，幼儿的睡眠时间比婴儿时期要逐渐减少，到了10岁左右，每天睡足10个小时就够了。

◎青少年时期

对处在青春发育期的青少年来说，充足的睡眠是十分有必要的，因为生长激素都是在睡觉时分泌的。如果睡眠不足，对青少年的生长发育是极为不利的。所以每天应至少保证八九个小时的睡眠时间。然而这个年龄段的青少年迫于考试等各方面的压力，实际睡眠时间要比标准时间少。据有关资料统计，我国青少年的平均睡眠时间不足7小时，由此引出的健康问题实在令人担忧。

◎成年期

一般成年人每晚只要7小时的睡眠就足够了。另外，中午小睡一会儿（半小时到1小时）对身体也非常有益。

◎老年期

老年人早上总是醒得很早，好像需要的睡眠越来越少。事实上，老年人只是夜间的睡眠需求减少，通常有5.5~7

小时就足够了。有调查研究证实，老年人每晚睡6小时对健康最有效。但实际上每个老年人每天需要的睡眠时间并不一样，不足的部分经常要在午觉时加以弥补。如果老年人夜里睡眠时间过少，可以通过缩短午觉来促进夜间的睡眠。

睡眠不足伤害多

生活节奏普遍加快，工作压力不断加大，睡眠不足已成为当今都市人的普遍现象。专家提醒，长期睡眠不足可导致人体免疫系统低下，易患疾病，以及影响人的情绪，对健康的危害是非常大的，所以睡眠不足应引起人们的高度重视。

睡眠不足有哪些危害

无论是成年人还是青少年或是婴幼儿，睡眠不足都会直接影响身心健康。长期睡眠不足还会造成焦急、暴躁、容易冲动等负面情绪，对人的身心发展极为不利。具体有以下几个方面：

◎影响大脑的创造性思维

充足的睡眠可以使人的大脑保持思维清晰、反应灵敏。如果长期睡眠不足，使大脑得不到充分休息，就会影响大脑的创造性思维和处理事物的能力。

◎影响皮肤的健康，并极可能引起肥胖

人的皮肤依靠皮下组织的毛细血管来提供充足的营养，而睡眠不足则会使皮肤的毛细血管瘀滞，血液循环受阻，皮肤细胞得不到充足的营养供应，就无法保持柔润与光泽。现代社会，因各种原因熬夜的人越来越多，这些人所面临的最大问题就是睡眠不足，这必然会影响到皮肤的新陈代谢，加速皮肤老化，脸色变得苍白晦暗，出现黑眼圈，甚至皱纹。

另外，人体血液系统中有一种叫做消脂蛋白的活动物质，它能影响大脑是否做出进食决定。睡眠不足会造成人体内消脂蛋白浓度下降，使其对大脑的干预能力降低。而人体内同时还有一种由胃分泌的可以引起进食欲望的食欲激素，睡眠不足会使这种激素的浓度快速上升，使人“食欲大增”。因此，睡眠不足一方面可导致控制食欲的物质浓度降低，另一方面又可导致提升食欲的物质浓度增高，这些管理食欲的物质结构出现失衡，大脑的决策系统就必然会对食欲问题做出错误的决定。在这种情况下，胃口大开的人大吃大喝必然会导致进食过度进而发生肥胖。

◎降低免疫系统的抵抗力，导致疾病的发生

睡眠问题与人体健康和寿命有着密切的联系。经常睡眠不足，会使人的情绪变得忧虑、焦急，免疫力降低，还会导致种种疾病发生，如神经衰弱、感冒、胃肠疾病等。睡眠不足还会引起血中胆固醇含量增高，使心脏病发病几率增加。人体细胞的分裂多在睡眠中进行，睡眠不足或睡眠紊乱，会影响细胞的正常分裂，由此有可能导致癌细胞的突变进而引发癌症的发生。

如何改变睡眠不足的现状

如何改变睡眠不足的现状呢？方法有以下几种：

◎提高认识

改变睡眠不足的现状首先应该从提高认识入手，充分认识睡眠的危害性，才能主动进行改善。

◎改变晚睡的习惯

晚睡是导致睡眠不足的原因之一，所以应坚持每晚十点钟准时睡觉。这需要在睡觉前一两个小时就做好准备，包括不抽烟，不喝咖啡等刺激性的东西，保持安静，适当散散步，不看刺激性强的电影，利用温水泡脚等助眠方式，帮助自己尽快入睡。

◎形成自己的生物钟

养成按时睡眠的习惯，并非一件独立的事，必须通过协调全部生活习惯来养成。所以我们应该努力调整自己的生活状态，养成有规律的生活习惯，熬夜、非进餐时间进食、暴饮暴食等坏习惯一定要改正，形成正确的生物钟。

总之，睡眠不足，伤害多多，然而在我国，人们往往对睡眠问题重视不足，且存在着误解，因此很少去医院就诊。专家表示，这一认识亟待提高，睡眠问题不容忽视。

睡眠有深浅，人睡要“当心”

有些人睡觉的时候表现得十分“警觉”，只要有一点小的声音就会惊醒；有些人睡觉很沉，入睡特别快，只要一碰到枕头就能睡着，一觉睡到大天亮。虽然两种人都互相羡慕，但从健康的角度来讲，这两种睡眠都是不健康的。

浅睡眠危害大

人的睡眠是一个由浅入深，再由深转浅的过程。完整的睡眠过程会给人的身体健康带来良好的促进作用。如果整夜都处于浅睡眠状态，那么对人体健康的伤害程度不亚于失眠。这是因为人体在睡眠中所进行的各项调节功能都是在深睡眠中完成的，而长期处于浅睡状态的人不仅使各项功能无法达到有效调节，还会有易惊、噩梦多、无故醒来、醒后不能入睡、晨起后身心疲惫等症状出现。

据最新的调查统计结果显示，浅睡眠现象在人群中所占的比例高达77%，这意味着浅睡眠对人体健康造成的损害已远远超过了吸烟的危害。因此为了健康，一定要改变浅睡眠现象。最好的办法是在浅睡眠出现之初便进行干预，由于浅睡眠与失眠仅一步之遥，出现的原因也大体类似，因此对浅睡眠应及早采取措施，免得进一步转化成失眠。

最早造成浅睡眠或失眠的原因大多是心理障碍，由于心理障碍和睡眠障碍互相影响又互相促进，常常会形成恶性循环，因此从根本上解除心理症结是改变浅睡眠问题的最好方法。此外，必须要坚持良好的睡眠习惯，比如睡前保证情绪平稳、睡眠环境不要过于嘈杂、按时上床等。另外，睡前一小时适当进食少量牛奶、香蕉等能促进睡眠的食物，或每天保持一定的活动量，也是提高睡眠质量的好方法。

入睡过快会“伤心”

一些号称自己“头碰到枕头就睡着”、“一睡睡到大天亮”的人成了大家羡慕的对象，但事实上，这并非什么值得羡慕的事情。

拥有深睡眠固然是一件好事，但正如上文所说，正确的睡眠程序应该是由浅入深，再由深入浅，“头碰到枕头就睡着”并且“一睡睡到大天亮”的人无疑存在进入深睡眠状态过快的问题。也就是说，刚刚睡着便进入到深睡眠状态，必要的浅睡眠过程被省略并不健康。

对于大多数人来说，从上床准备睡觉到进入睡眠状态，所需的时间是 15～30 分钟。如果高于 30 分钟，就是我们所知道的入睡困难了，而低于 15 分钟就是我们所说的“头碰到枕头就睡着”的现象，也就是入睡太快。

入睡太快的原因有很多，比如某一天劳动或活动量过大，休息时间不足，身体感觉过度疲劳，或者因为一些原因造成短期内的睡眠严重不足等原因，都有可能造成偶尔的入睡过快，这不能算做异常现象。但那些经常入睡过快的人，就要引起高度警惕，因为这很有可能是疾病到来的先兆。

有医学研究报告证实，除严重睡眠不足之外，只有患有某些睡眠紊乱症（比如睡眠呼吸暂停症）的人，才拥有立即入睡的能力，而且这些人不仅能“头碰到枕头就睡着”，就连坐着或站着都有可能睡着。

入睡太快的人大多都患有睡眠呼吸暂停症，即睡眠中出现呼吸暂停现象。这些人常常不知道自己患有这种疾病，等到发病时间过长能够引起警觉时，其脑部与中枢神经往往由于长期处于缺氧状态而受到很深的伤害，并且错过了最佳的治疗时机。除了脑部与中枢神经受到损伤之外，这种病症还极有可能造成血压升高，并大大增加罹患心脏病的危险。

小贴士：睡眠呼吸暂停症

睡眠呼吸暂停症是睡眠障碍的一种，分为阻塞性睡眠呼吸暂停症和中枢型睡眠呼吸暂停症。前者常发生在肥胖、脖子短粗的人身上，扁桃体肥大、舌根肥厚、咽喉部脂肪组织堆积的人也会出现这个问题。这些患者平时精神不佳、注意力难以集中并且嗜睡，还会在睡眠中大声打鼾，伴有间歇性呼吸中止。所以这类人不宜从事危险性的工作，甚至开车发生交通事故的比例也比较高。同时易患高血压、心血管疾病及脑中风。中枢型睡眠呼吸暂停症常发生在患有脑干脑炎、脑神经小儿麻痹症、高位颈椎伤害及脑干中风等病症的患者身上，因为这些疾病会影响脑干功能，使脑干自动呼吸中枢的功能出现异常。这些患者在清醒时能自主呼吸，但进入睡眠状态后，由于脑干的自动呼吸中枢无法发挥正常功能，就可能导致无法自动呼吸。如果不能及时发现，就可能造成死亡。

做梦让睡眠变得更香

梦是人们生活中最常见的现象，没有一个人说他从来就没做过梦。但梦究竟是怎样形成的呢？有人说梦是人白天兴奋的延续，有人说梦是人体质衰弱后的表现等。梦对人的身体健康有着怎样的影响？据有关资料证实，做梦可以让睡眠变得更香甜，而且有助于脑功能的改善，对人的身心健康非常有利。

梦的形成

在睡眠中，大脑的某些区域仍然会与外界的刺激保持联系。睡觉时，即使是进入深睡眠状态，人体和周围的环境也是息息相关的，外界的一些刺激会通过人的感觉系统进入大脑，唤醒大脑中的一些细胞群，这时人们就会做起梦来。

每个人都会做梦，有些人说自己从来不做梦，是因为睡醒后忘记了梦中的内容。大多数人每晚都会有4~6次做梦的睡眠，在8小时的睡眠中，做梦的时间至少会有2小时。所以说，梦是睡眠的一部分，是人脑的一种机能，是一种正常的活动。

做梦有助于改善脑功能

那些认为做梦会妨碍睡眠的连续性、对睡眠不利的说法，是完全错误的。国外的一些研究结果证实，做梦并不妨碍睡眠的连续性，反而是对大脑有益的。

当人在睡眠时，观察他的眼皮，如果发现眼球仍在活动，这时就有可能是睡眠的人在做梦了。眼球的转动对于大脑发育是十分有益的。透过这个简单的动作，你会发现一个很重要的问题，那就是老年人、智能有缺陷的人在睡眠时眼珠转动的时间非常短，而经常声称自己从不做梦的人，或者做梦特别少的人，大多都是性格烦躁、易怒、情绪变化不定，不能承受紧张与压力的人。做梦的内容大多与日常生活有密切关系，所以“日有所思，夜有所梦”是十分正常的现象。而人在梦境中对大脑所做的“锻炼”，对脑功能所做的贡献，也使得做梦成了睡眠中一个非常有价值的部分。

有些人即使是在白天清醒的状态下，也会出现一些富有幻想情节的心理活动，这些心理活动有时被称做“白日梦”。而人们对于白日做梦向来有不正确的认识，认为这种状态纯属胡思乱想。尽管人们至今尚未弄清楚白日梦究竟会对人体的身心健康造成多么大的影响，但可以肯定的是，它对人体的免疫系统有着良性的促进作用。从心理学角度讲，白日梦是放松心理神经的有效方法，也能让左脑从语言活动中解脱出来稍事休息，让右脑充分发挥形象思维能力。这对于语言思维能力强的人和惯用右手的人来说，是很好的休息方式，能有效缓解疲劳。可见，即使是白日做梦，也是有益健康的。

噩梦是疾病的预警信号

日有所思，夜有所梦，梦境都是潜意识中的心理反应。虽然内容常常是荒诞无稽，但往往都是现实的反应。比如一些所谓的“噩梦”，它常常是身体及心理方面一些疾病的反应。

无论是心理还是生理的原因，都有可能使人做噩梦。比如精神压抑、消化不良等。噩梦常使人从梦中惊醒，不仅影响精神状态，还会干扰睡眠，降低睡眠质量，影响大脑的功能活动。

如果一个人经常反复地做一些内容大致相同的噩梦时，就要引起警觉了。因为这种现象有可能意味着身体将出现某些明显的疾病。当疾病发作之前的一段时间，比如一个月或者一年之前，身体就会以噩梦的形式发出预警，甚至可能在梦里揭示发病的具体部位和轻重程度。

另外，某些患有严重心脏病、脑动脉硬化、脑动脉瘤的人，还会因噩梦而引发或加重心力衰竭、心肌梗塞、脑出血、脑梗塞、蛛网膜下腔出血等严重疾病。

疾病偷走了健康的睡眠

据临床研究发现，先天性失明、严重的癫痫发作，以及各种脑病、过敏性鼻炎、行为与情绪异常、哮喘、风湿病等疾病，常会伴有不同类型的睡眠障碍。即便是常见的发热，也会显著减少深度睡眠和快动眼睡眠时间，从而使唤醒时间和入睡期延长。

阻塞性睡眠呼吸暂停综合征

睡眠专家在研究人的睡眠时发现，少数人在睡眠时会出现短暂的呼吸暂停现象。虽然人的呼吸频率及深浅不是绝对均匀的，但出现每次长达 10 秒以上的呼吸暂停却往往预示着疾病的发生，如老年人心力衰竭、中枢神经系统病变、慢性肾功能不全等。

阻塞性睡眠呼吸暂停综合征（简称 OSAS）是由于气道阻塞，使中枢神经系统受到低氧刺激所产生的结果。病人在夜间反复被憋醒，再恢复正常，一夜发生数十次以上，整夜不能进入深睡眠，睡眠质量低下。

这种疾病会导致神经功能失调，儿茶酚胺、内皮素及肾素－血管紧张素系统失调，内分泌功能紊乱及血液动力学改变，造成全身多器官多系统损害，严重影响人的睡眠和健康。

胃肠疾病

胃肠疾病患者存在不同程度的睡眠障碍，睡眠质量总体水平介于正常人群与失眠症患者之间，主要表现为失眠、睡眠倒错、嗜睡三种类型。造成睡眠障碍的因素可分为生理、心理和环境因素。

◎生理因素

如果胃肠疾病患者睡前过饱、过饿，或者使用兴奋性药物，都会导致失眠。因为胃部不适、呕吐、恶心、疼痛、腹泻、腹胀等都是干扰患者睡眠的生理因素，这些症状会直接影响患者的心理状态，促使焦虑、抑郁等多种情绪障碍的发生。比如患者进行胃镜检查前一天都会出现不同程度的睡眠障碍，这是由于胃镜检查前必须禁食 12 小时造成的。因此，采取积极措施，控制或减轻胃肠病患者的不适症状，才能改善他们的睡眠状况。

◎心理因素

急躁或忧虑等不良情绪可导致大脑内的网状内皮系统活动增强、血浆中去甲肾上腺素水平升高、机体活动增强，使人体的交感神经兴奋，引起睡眠改变。比如过分担心疾病的预后、病情反复、住院费用、学习工作以及家庭等问题时，都会出现入睡较慢、浅睡眠时间相对增加、慢波睡眠及快动眼睡眠减少、睡眠时段频繁更换、夜间醒来次数增加等睡眠障碍。

◎环境因素

影响患者睡眠质量的环境因素主要包括房间的特殊气氛、灯光、室温、通气效果、卧具等。

总之，生理或心理上的许多因素都会对睡眠质量造成不同程度的影响，严重的会导致失眠。而失眠又会加快生理或心理疾病的恶化，形成恶性循环。所以，健康的身体是拥有良好睡眠的重要保证，别让躯体的疾病偷走你的健康睡眠。

让睡眠"心烦"的 10 个睡眠习惯

充足的睡眠、均衡的饮食和适当的运动，是国际社会公认的三项健康标准，但大多数人往往更重视后两项，却忽视处于首要位置的睡眠。事实上，睡眠就像空气、阳光和水分一样，是人体健康必不可少的"营养"，一些错误的睡眠习惯会严重影响睡眠质量，危害我们的健康。

睡前吃东西

人进入睡眠状态后，机体活动的节奏放慢，进入休息状态。有些人习惯在睡前喝浓茶、咖啡等刺激性饮料，但这些饮料中含有能使人精神亢奋的咖啡因等物质，能促进大脑兴奋，影响入眠。有些人习惯在临睡前吃东西，这会促使肠胃开始新一轮消化工作，增加肠胃负担，并导致身体其他部位出现相应的兴奋反应。在这些情况下，人是很难顺利入睡的，睡眠质量也根本得不到保证。

枕头过低或过高

枕头过低会使过量的血液流入头部，睡醒后易出现头晕脑涨、眼皮浮肿等症状，还会造成落枕。而枕头过高又会影响呼吸道的畅通，很多睡觉打呼噜的人都是因为枕头过高造成的。有专家说，如果每天白天伏案工作 8 小时，夜里再睡

8 小时的高枕头，就相当于一天之内低头工作了 16 小时，很容易发生颈椎病，可见高枕头对颈椎的影响同样不容忽视。长期使用高枕头，还有造成驼背的可能，影响形体美。

枕头高度应因睡眠姿式的不同而有所不同。习惯仰卧的人，枕头高度为本人的一拳左右；习惯侧睡的人，枕头高度为本人的一拳半左右。人在睡眠过程中常会不自觉地改变睡姿，所以在确定枕高的时候应该兼顾不同的睡姿，选择高于一拳且低于一拳半为比较稳妥的高度。这个数字并非是不可变的，由于个体差异的不同，比如身材比较胖或比较壮的人，对比身材比较瘦弱的人，所需的枕高肯定要相对高些。

睡前过度用脑或剧烈运动

临睡前应该做一些比较轻松的事，比如听音乐、看书，或者散步等，这样有助于放松大脑，使人顺利地进入睡眠状态。

但有些人习惯于在夜里工作和学习，这无疑会让大脑处于兴奋状态，造成入睡困难，时间久了还会引起失眠。

另外，有些人睡前会有比较强烈的情绪波动，同时伴有大声说话，这会引起大脑的兴奋。因为人的喜怒哀乐都能引起中枢神经的兴奋或紊乱，即使躺在床上，也可能彻夜不眠。

有些人习惯于在睡前做剧烈活动，这是不正确的。业余的体育锻炼时间应该安排在下午或傍晚，睡前进行剧烈活动会使大脑控制肌肉活动的神经细胞出现强烈的兴奋感，这种兴奋感在短时间内不可能平静下来，就会导致入睡困难。

被子蒙头睡

睡眠时把被子蒙在头上，由于空气不流通，自己呼出的二氧化碳会被自己再次吸进身体里，造成呼吸困难。尤其是小婴儿，发育还不完善，在感觉到呼吸困难时不能及时自救，很容易发生窒息。

枕着手睡

睡眠时把手枕在头下，会影响到血液循环，造成上肢麻木酸痛，还会造成腹内压力升高，引发“返流性食道炎”。

张口入睡

中医认为，闭口夜卧是保养元气最好的方法。张着嘴睡觉会使空气中的病毒和细菌乘虚而入造成感染，也容易使气管、肺部和胃部因为受到冷空气和灰尘的刺激而发生疾病。睡觉时用鼻子呼吸，鼻腔能对吸入的冷空气进行加温，鼻毛还能够阻挡部分灰尘，可以有效地预防因细菌、冷空气和灰尘进入体内所造成的伤害。

坐着睡

有这个习惯的大多是中年人，饭后坐在沙发上看电视，看着看着就睡着了。虽然表面看上去很平静，但这时身体里的血液流通却遇到了严重的问题。因为人体呈坐姿进入睡眠状态后，由于心率减慢、血管扩张等原因，使流到各脏器的血液减少。而此时，由于胃肠仍在进行紧张的消化工作，如果此时缺乏足够的血液供应，胃肠就难以正常展开工作，导致胃肠负担过重，并造成消化不良。另外，人呈坐姿入睡时，头部所处位置最高，受到血液流量减少的影响最严重，头部血液供应不足造成缺氧，并出现头晕、耳鸣等症状。

仰面而睡

仰卧姿势会使全身的肌肉和骨骼长时间处于紧张状态，很难使睡眠发挥消除疲劳的作用。大多数人采用仰卧睡姿时会将双手搭于胸部，这会引起噩梦的出现，影响睡眠质量。正确的睡姿应该是右侧卧位，这种睡姿会使全身的骨骼和肌肉都处于自然放松的状态，不仅有助于进入睡眠状态，还能起到消除疲劳、提高睡眠质量的作用。

眼对灯光而睡

人处于睡眠状态时，虽然眼睛紧闭，但对外界的光亮仍十分敏感。当灯光直射眼睛的时候，人会感觉心神不宁，即使闭上双眼，也很难进入睡眠状态。即使勉强睡着，也只能进入浅睡眠，很容易惊醒，导致睡眠质量严重下降。

睡在通风处

夏天天气炎热，常使人大汗淋漓，难以入睡，所以有些人就选择睡在通风的位置，让风直接吹在身上，这样感觉凉爽些。但睡在通风处很容易生病，因为人睡熟后，全身包括毛孔在内都处于放松状态，对外界环境的适应能力降低，使一些致病因素可以轻易地入侵人体，导致疾病的出现。所以我们经常见到睡在通风处的人，第二天早上醒来后会出现感冒、腰酸背痛等不适症状。

第2章

这些睡眠常识，你知道多少

睡眠是人体自我修复系统重要的保养方式。它就像体内一个挑剔而调皮的精灵，容易受到各个因素的“诱惑”，逃离自己的工作岗位，而那些诱惑睡眠精灵的因素，就像一个个“小恶魔”，悄悄偷走您的健康。

8 小时睡眠真的好吗

大多数人都认为，成年人的睡眠时间一般应为 8 小时左右，儿童和青少年的睡眠时间应当更长一些。如果成年人的睡眠时间低于 8 个小时，可能会对健康造成不利影响。然而事实证明，8 小时的睡眠并非适用于所有成年人，有相当一部分人对睡眠的时间要求可能会更短一些。临床研究也证实，7 小时睡眠更有利于大多数成年人的健康。

睡眠多于 7.5 小时等于暴饮暴食

俗话说，饭吃七分刚好。如果一个人吃得过饱，必然会增加胃肠的负担，对身体的健康极为不利，所以我们提倡吃饭时不要吃得太饱，要留有一定的余地。

在某种程度上讲，人的睡眠也同样符合这个道理。英国睡眠专家通过长期的临床研究发现，8 小时的睡眠并不是最合理的睡眠时间，超过 7.5 小时的睡眠纯粹是过量，就像暴饮暴食一样，对身心健康有害。

相关专家在研究后认为，睡眠少的人出现熟睡的比例较高，这种人的睡眠时间可能很短，但足以维持人体正常机能的运转；与之相反，睡眠多的人很容易出现浅睡和中途觉醒，形成质量低下的睡眠。因此，专家得出结论：睡眠时间长短是次要的，关键在于睡眠的质量。

一个成年人没有必要过分计较睡了多长时间，更不应该刻意强迫自己每天睡够 8 小时、10 小时甚至更多，不能为了睡觉而睡觉。每天保持有规律的起居，注意保持适合自己的睡眠模式，才是维持健康的根本所在。

7 小时睡眠更有利健康

睡得过多固然会对我们的身心健康带来很多不利影响，但睡得越少就越有益健康吗？一个成年人应该每天睡几小时，才真正有利于身心健康呢？《睡眠》杂志上的一篇报道给出了明确的答案，即每晚 7 个小时的睡眠才是最健康的。这篇报道来自于日本和美国的三项大规模的调查研究，得出的结论是，每晚只睡 7 小时的人可能是最为长寿的人。

日本的研究结论是通过对 10 万多名成年人进行了为期 10 年的调查得来的，通过对这 10 万人在 10 年间的睡眠情况、健康情况、精神状态和生活习惯等能影响寿命的因素所进行的调查，发现每晚平均睡 7 小时的成年人死亡率最低。而健康情况最差和寿命最短的人也不是睡得最少的人。只有那些每晚睡眠超过 7 小时的人，尤其是女性，在 10 年内的死亡率和死亡的可能性最高。

接下来又进行的两项大规模研究和十余项较小规模的研究，对这一研究结论进行了验证。每天睡 6 ~ 7 小时的人比每天睡 8 小时以上或 4 小时以下的人死亡率更低，身体更健康，而每天睡 7 小时的人死亡率最低，即使是只睡 5 小时的人，其死亡率也比睡 8 小时的人更低。

这样的结果获得了美国精神病学家丹尼尔·克里普克的认同。在他看来，为了长寿，人们应该改变传统的睡足 8 小时的概念，而医生也应该改变建议人们睡足 8 小时的做法。

事实上，大多数人在经历了6～7小时的睡眠后会自然醒来，那些睡足8小时甚至更长时间的人，大多是本着睡足几小时的想法，任由自己再次进入睡眠，甚至是赖在床上硬躺够8小时或者更长的时间，这都是十分错误的做法。充足的睡眠能够使人精力充沛，而过度睡眠却会使人头晕脑胀、身体乏力。那些每天睡特别久，却仍抱怨自己精神不振、想用更长时间去弥补的人，其实是睡得太多造成的。不妨尝试一下，在最初自然醒来的时候便起身下床活动，这种现象将会消失得无影无踪。

睡眠越多越不好

睡眠对健康固然很重要，但也并非越多越好。有些人在醒来后会感觉昏昏沉沉，头脑不清醒，还想再睡，但越睡精神状态越不好，于是便怀疑睡眠量仍旧不足。为了得到“足够”的睡眠量，这些人甚至通过催眠药物来延长睡眠时间，但睡眠质量并没有得到改善，甚至出现宿睡现象，白天依然疲惫不堪、昏昏欲睡。这是睡得太多造成的。

睡眠过多和不足一样危害健康

最爱抱怨睡眠问题的主要有两种人，一种是睡眠不足的人，另一种则是睡眠时间过长的人。他们常常抱怨不容易入睡、半夜容易醒来、醒得过早、醒后感觉体力并没有得到有效恢复，以及白天容易打瞌睡等症状。美国的一项研究表明，每天晚上睡觉时间过长和睡觉时间过少一样，都会引起睡眠问题。正如刚才所述的那两种人，都抱怨自己睡眠有问题。而那些睡眠时间介于7～8小时之间的人，所遇到的睡眠问题则比较少。

研究人员介绍说，与时间过长和过短的人相比，睡眠时间适中的人遇到的睡眠问题更少，身体更健康。另外，在喜欢超长睡觉时间的人群中，女性比男性多。研究人员告诫说，人体所需的睡眠时间与恢复体力的需求有关，刻意延长或缩短睡眠时间，都会影响人体恢复过程的正常循环，打乱人体本身固有的生物钟，使自己陷入睡眠障碍的陷阱中。

睡懒觉，小心“越睡越懒”

现在越来越多的年轻人喜欢睡懒觉，但健康人睡眠过多会导致“越睡越懒”，对身体产生巨大的危害，具体表现为：

◎抑制大脑功能发挥，造成理解力和记忆力减退

在睡眠过程中，人的大脑皮质处于抑制状态。早上起床后，通过呼吸新鲜空气和活动全身关节，可以迅速改变大脑皮层的抑制状态，把全身关节、肌肉和各器官的活动与神经系统的活动协调起来。而睡懒觉则会使大脑皮层被抑制太久，不能得到及时的唤醒，造成生物钟的失调和混乱，产生大脑功能的障碍。

◎极容易造成胃肠道功能的失调

到了该起床的时间不起床，饿着肚子也要睡大觉。可这时经过一夜的消化排空工作之后，肠胃内早已空空如也，急需新的食物补充。如果经常在正常的进餐时间空着肚子睡懒觉，就会引发消化不良等问题，导致慢性胃炎、胃溃疡等胃

肠道功能失调所引起的疾病出现。

◎降低身体素质，并使人发胖

早晨睡懒觉，会增加体内脂肪的积累，使人发胖。而冠心病、血管硬化等疾病在胖人身上的发病率很高。

研究人员曾对一些从年轻时就坚持晨跑的老年人进行过检查，结果发现这些老人的心肺功能比实际年龄要年轻 20 ~ 30 岁。另外，我们看看所有百岁以上的“老寿星”，没有一例是肥胖老人。可见，如果想要健康长寿，就要坚持运动、控制体重。

体育锻炼对于人的中枢神经系统和内分泌系统都能起到良好的刺激作用，可以改善新陈代谢的过程。宁可赖在床上睡懒觉也不起床活动身体，这对身体只有害处，没有一点儿好处。

◎增加患疾病的风险

长期睡觉时间过长，会挤走活动时间，导致血液循环不畅通，对肌肉、关节和泌尿系统是非常不利的。长时间躺在床上，会导致全身的营养素输送不及时，肌肉、关节等处的新陈代谢产物也不能被血液及时带走。当人呈站姿或坐姿时，肾脏里的尿液可以迅速地从输尿管排入膀胱，但卧床时间过久则会使尿液滞留在肾盂或输尿管里，尿中的有害成分会对人的健康造成影响。

总之，成年人应该合理安排好自己的作息时间，每天睡眠时间应严格控制在 6 ~ 7 个小时。另外，白天的小憩时间也不宜过长，最好控制在 45 分钟以内，这个时间足以帮你恢复精力，如果时间过长，醒来后仍然会感觉到昏头昏脑，并且还会影响晚上的睡眠。

不午睡，伤害多

睡午觉是一个非常好的习惯。午睡可补偿夜间睡眠不足，使人的大脑和身体各系统都得到放松和休息，醒来后会感觉精力充沛，思维敏捷，更有利于下午、晚上的工作或学习。但是，有些人迫于工作和学习方面的压力，即便午后睡意浓浓也无法午睡，最终导致整个人下午昏昏沉沉，不在状态，久而久之，身心健康都会受到极大的影响。

不要踏入午睡的误区

有人认为，午睡是懒散与暴食的结果，并不是人体所需，对身心健康无益。然而，精神病研究专家经过几年的观察研究发现，人体不仅在夜晚需要睡眠，白天也同样需要睡眠，这就是所谓的超昼夜节律。一般而言，人在白天睡眠会集中在上午9时、下午1时和下午5时这三个时间，尤其以下午1时比较明显。这就是说，除了夜间睡眠外，人在白天还应该有一个以4小时为间隔的睡眠。

白天常会因为饮酒、喝茶等原因，在有神经兴奋的成分作用下睡眠被消除，也可能会被工作、生活的繁忙与紧张的情绪所掩盖，所以很多人在白天感觉不到困乏。一旦这些因素消失之后，白天的睡眠需求会重新表现出来。这就是心情比较轻松或工作比较清闲的人在午后常常会有睡意的原因。老年人退出工作岗位后，生活简单悠闲，所以白天总要打几次盹。这都是人体的正常睡眠需求所导致的结果。

午睡好处多

午睡能保护大脑，缓解紧张的神经，可以减少某些疾病的发生，十分有益于身体的健康。在忙碌了一个上午之后，人的整个身心都处于非常疲惫的状态，如果午饭后能适当地休息一会儿，就会使大脑皮质的神经细胞受到保护抑制，同时还能放松全身肌肉，逐渐恢复体力，保证身体各器官能平静而有规律地进行工作，这有助于人们精神抖擞地去面对下午的工作和学习。

在有午睡习惯的国家和地区，冠心病的发病率极低。针对这一现象，科学家对午睡的长远效果和午睡对心脏病所造成的影响进行了仔细研究，结果发现每天坚持午睡半小时至一小时能使心脏冠状动脉得到充分休息，减少心脏病发作，还能使心血管系统得到足够的舒缓，降低人体紧张程度。

午睡有讲究，入睡要谨慎

午睡是对人体生物钟的一种科学调剂，有益身心健康。但午睡也要掌握一定的科学方法，否则会适得其反。

◎饭后不宜马上午睡

刚吃完午餐后，胃处于饱和状态，需要进行紧张的消化和吸收的工作。如果这时马上睡午觉，就会伤害胃肠的消化和吸收功能，并影响食物的吸收。久而久之，很容易出现胃病。

◎注意午睡环境

午睡最好在床上进行，尤其不能随便在走廊里、树荫下、草地上、水泥地面上就地躺下便睡，也不能在有穿堂风的处所或在风口处午睡。在睡眠过程中全身都处于放松状态，体温调节中枢功能降低，很容易因此招致疾病，醒后轻者身体不适，腰酸背痛，重者会受凉生病，后患无穷。

◎注意午睡姿势

午睡的姿势应像夜间睡眠时一样，最好采取右侧卧姿势，这种姿势不压迫心脏，有利于胃的排空。另外，伏案午睡的方式不可取，伏案的姿势会造成大脑供血不足，睡醒后会有长时间的头晕脑胀和周身酸软现象。儿童和青少年，如果长时间伏案午睡，还会造成脊柱变形，影响形体美观。

◎午睡时间并非越长越好

正确的午睡时间是半小时左右，最好不超过一小时，否则睡眠时间过久会导致不适感。要想使这些不适感消失，就需要几十分钟甚至将近一小时的时间，这会影响下午的工作和学习。此时最好起身做一些活动，并用冷水洗脸，这样能有效缩短恢复的时间。

◎要养成每天午睡的好习惯

午睡不能想睡就睡，想免就免。任何一种习惯都不是靠三天打渔两天晒网来养成的，断断续续的午睡习惯不仅不利于健康，还会搅乱本来十分正常的生物钟，进而影响到夜间的睡眠规律，这样做的害处比没有睡午觉的习惯还要大。

“回笼觉”舒服却伤身

早上起床洗漱完毕后，觉得自己还是困，于是就放弃该做的事，再回到床上继续美美地睡上一觉。当然，再睡一觉可以弥补睡眠的不足，使身体更好地放松，感觉也很舒服，但是经常睡这种“回笼觉”却会打破原有的作息规律，对身体健康也是非常不利的。

睡回笼觉可以治疗失眠

晚间睡眠不正常的人，如加夜班、晚睡或失眠的人，睡回笼觉是有必要的，可以适当缓解睡眠不足带来的不适感。尤其是对于一些经常睡眠不足的学生和工作族，在双休日或其他节假日睡一睡回笼觉，感觉更舒服，心情更愉悦。

有一位失眠症患者，多年来倍受失眠问题困扰。有一次，他偶然发现一个可以治疗失眠的方法——睡回笼觉，于是就决定试着治疗一下自己的失眠症。每天从短暂的睡眠中醒来，并且无法再次入睡的时候，他就会起身做一会儿其他的事。两三个小时后，当睡意再次来临时，就立即回到床上睡觉，这时会很顺利地进入睡眠。等醒来时，全身都会觉得轻松，头脑也感觉非常清晰，没有以前失眠后浑身乏力、头脑混沌的感觉了。这位患者便坚持这种睡回笼觉的方法，结果多年过后依然每天情绪饱满、精神旺盛，以前因失眠而经常出现的问题全都不见了。可见，睡回笼觉对于失眠也是有一定疗效的。

睡回笼觉之所以有这些益处，是因为很多人在清晨醒来后，大脑不能马上由抑制状态过度到正常的兴奋状态。在这种时候，大脑的高级中枢常常会及时发出重新进入浅睡眠的指令，当人顺从这样的指令再睡一小觉之后，大脑的神经活动已经过一番调整，大部分大脑神经已经从抑制状态进入到兴奋状态，这时人就可以完全清醒过来了。如果没有顺从这样的指令，而是强行起床，就会出现心跳加快、心慌头昏、血压不稳等症状，甚至有可能诱发脑血管疾病。这样看来，如果早上醒来睡意仍然十分浓厚，在时间和条件允许的情况下，最好再顺势睡上一小会儿。

睡回笼觉不当会伤身

有一些回笼觉是由人为原因造成的，比如故意减少正常睡眠的时间等，这就会对身体造成伤害。

有些老年人喜欢在早晨锻炼，于是便刻意趁早起床，甚至怕起不来还会设置一下闹钟催促自己起床，起床后到户外活动活动筋骨，进行一下体育锻炼。但由于本身睡眠不足，再加上运动消耗体力，在停止运动后，身体和精神会很快产生疲劳感，所以有些人便顺势再睡上一个回笼觉。

这样的回笼觉与正确的回笼觉是有明显不同的，正确的回笼觉是在本身睡眠充足的情况下出现的一个正常的需求，而这种回笼觉却是在人为造成睡眠不足的情况下，刻意地去"恶补"睡眠。这种刻意改变正常睡眠方式的做法会打乱已有的作息规律，造成大脑生物钟紊乱，使人白天睡不好，晚上睡不着，还会造成反应迟钝和记忆力差的后果。

另外，从新陈代谢的角度看，晨练后的老人不仅会心跳加快、精神亢奋，并出现轻微的疲劳感，而且肌肉也会产生乳酸等代谢物。如果此时立刻进入睡眠，这些代谢物就不能及时消除，即使睡了回笼觉，醒来后仍会感觉浑身疲乏、肌肉和头部疼痛。为避免出现这种问题，我们建议那些习惯晨练的人，在晨练后最好不要急着去睡回笼觉，先吃吃早点，看看报纸，听听广播，这有助于乳酸等代谢物的尽快消除。

强迫自己入睡害处多

有些失眠患者有怕天黑、怕看见床的心理。出现这种恐惧心理的根本原因是失眠患者总会在夜间遭遇入睡困难、易醒、再入睡困难和多梦的困扰。为避免这种恐惧心理的出现，他们试图用各种方法来改善睡眠，比如紧闭门窗、关闭手机、戴隔音耳机、热水泡脚等。这种为了睡觉而睡觉，利用各种办法刻意强迫自己进入睡眠，造成的后果是十分严重的。

强迫自己入睡伤神又伤身

睡眠质量的好坏越来越成为公众关注的目标，临床实验中经常发现，很多原本属于轻度失眠的患者，由于过度关注睡眠而想方设法强迫自己入睡，结果导致失眠更加严重，甚至出现严重的焦虑、抑郁、紧张、烦躁等负面情绪，对身体健康造成更大的伤害。主要表现为：

◎产生失眠恐惧

很多人认为失眠会使自己的身体脏器发生严重的病变，因此把自己的一些诸如焦虑、易怒等负面情绪甚至是身体上的不适感统统归罪于失眠。在生活中，这些人把睡眠当作一项重大的任务来对待，导致了失眠恐惧心理的出现，这完全是由于过度重视睡眠，将失眠的影响夸张化所造成的，完全是自己吓自己。实际上，短暂的或偶尔的睡眠障碍是可以自愈的，根本不会影响到身体健康，它之所以演变成严重失眠，并引发一系列问题，常常是由于人在这种神经质作用下，以过分的自我暗示使自己不由自主地陷入到这种恐惧之中所导致的后果。

◎对睡眠产生不正常的期待

有些人出于对失眠后果的恐惧，开始过分关注自己睡眠时间的长短，甚至对睡眠时间有着近乎理想化的期望，比如每晚必须睡 8 小时、10 点钟之前必须产生困意、上床后必须马上入睡等，如果任何一项没有达到标准，就被定性为失眠。这些愿望无疑也是神经质的。每个人都会偶尔出现睡眠时间少的问题，这是人体对外界刺激的正常应答，大多都可以自然缓解，如果动辄便如临大敌，同样会加重失眠症状。

◎长时间保持一些非功能性睡眠行为

有些人认为自己睡眠不足，但为了保证每天的睡眠量，总想在白天弥补“不足”的睡眠，比如长时间午睡、上午补充较长时间的“回笼觉”、晚上比平时早很长时间上床、用各种各样的方法培养睡意等。长期使用这些方式来弥补睡眠不足，只能让自己长期保持非功能性的睡眠行为，影响夜间睡觉的规律性。

由于日间补充的非功能性睡眠过多，导致晚间睡意消失或入睡困难，会让人越发焦虑或抑郁。有些人整个白天都昏昏欲睡，一到晚上便难以入睡，这大多是由于白天睡得过多造成的。而这种行为造成的后果很严重，尤其是情绪方面，不仅使人烦乱，甚至还可能感觉生不如死。这常常是形成严重失眠的恶性循环链——因为夜间焦虑而导致失眠，又因为失眠使人感到更焦虑，反过来又加重失眠。

◎抵触药物疗效

目前，各种养生宣传都崇尚自然疗法，不赞成药物治疗，并宣扬改善睡眠的药物会让人有依赖感，或产生其他副作用。所以人们把药物看似猛兽，常常谈之色变。我们不赞成在没有医生指导的情况下盲目进行药物治疗，尤其是在不明白疾病原因和疾病程度的情况下便私自用药物治疗的行为。但当病情发展到有必要进行药物治疗的程度时，医生会指导患者进行服药治疗，这时盲目拒绝是不够明智的。

改善睡眠的四条建议

很多人失眠睡不着，但还是强迫自己入睡，结果导致失眠症状加重。在此，我向大家推荐四个方法，希望大家看过以后能够改善睡眠。

◎尽量在夜间睡眠

没有特殊情况，不要让白日睡眠取代夜间睡眠，即使感觉疲乏倦怠也不要卧床。午睡应保持在一个小时之内，以半小时为宜，否则会影响晚上的睡眠。

◎平时不要养成卧床的坏习惯

只在有睡意时上床，上床后立即准备入睡，不要躺在床上看书、看电视，或做其他与睡眠无关的事。

◎不要强行入睡

如果上床后超过半小时还无法入睡，或者夜间醒来后超过半小时仍不能再次入睡，最好先起床做些比较安静的事情，比如看一会儿书，等到有睡意的时候，再到床上去睡觉。

◎走出药物治疗的误区

睡眠障碍比较严重的人，可以在医生的指导下服用一些改善睡眠的药物，但服药时间应该在睡前，不要半夜醒来才服药。不要拒绝医生开出的治疗药物，这些药物对你的失眠症是有帮助的。服用药物的数量及周期应该遵从医嘱，不要自行加大剂量或延长服药周期。

饮酒可致失眠

有些失眠者会用饮酒来治疗失眠。他们认为酒能促进血液循环，使晚上睡眠更香、更沉。实际上这是一种误解，睡眠医学专家提醒大家，晚餐时喝酒没有助眠作用。

饮酒可降低睡眠质量

酒精确实能够诱导睡眠，缩短入睡的时间，但这只是表面现象。因为在酒精作用下睡眠将发生结构上的变化，其中最主要的问题是使浅睡时间延长，而浅睡眠时人会进入多梦的状态，以致迟迟不能进入深睡眠。此外，大多数酒后入睡者会因为口渴或其他原因在夜里醒来，再次入睡后仍会频繁地醒来，导致整个睡眠变得断断续续，睡眠质量根本无法得到保障。长期处于这种状态，人的失眠症状在不饮酒保持清醒时也会变得越来越严重，而一旦饮酒睡眠质量会更令人堪忧，最后影响的是整个身体的健康。有调查显示，每十个慢性失眠者中就有一个是酒精惹的祸，这样的比例让人无比痛心。

所以，专家建议，即使不是过敏体质，即使酒精敏感失眠症尚未找上自己，大家也应该有“饮酒影响睡眠”的意识。

多量饮酒伤身

随着工作、生活节奏的加快，现代人的精神心理压力越来越大，常常超负荷运转，借酒解乏或麻醉自己神经的人越来越多。还有许多人由于压力过大根本无法保证正常睡眠，便想依赖少许酒精来促进睡眠。

有研究认为，中小量饮酒确有一定治疗失眠的作用。因为酒精能促进血液循环、通经活络，容易使人产生睡意，并减少夜间前 3 ~4 小时的觉醒次数。但血液中的酒精浓度会随时间的推移而逐渐下降，以致“酒力”不能维持后半夜的睡眠，因此后半夜比较容易觉醒，醒后还会出现不安、出汗、头痛、口干以及各种躯体不适、胃部不适等。

那么，加大饮酒量，使酒力足以维持后半夜的睡眠是否有助于保证睡眠质量呢？专家提醒我们，为了治疗失眠而长期饮酒会导致酒精依赖。也就是说，最初小量饮酒还能坚持睡几小时，以后随着饮酒次数的增加，就需要不断加大饮酒量才能维持起初时的睡眠时间。酒精依赖的后果是酒越喝越多，不喝就难受、心烦、失眠，如果继续喝下去，不知不觉中就会对人体各组织器官尤其是中枢神经系统造成慢性损害。饮酒时间超过一年，大多数人会出现精神障碍，易患上酒精性脑萎缩、消化性溃疡、高血压和冠心病等疾病，或使病情加重。可见，用长期大量饮酒的方式来治疗睡眠障碍是不适宜的。

总之，利用酒精来改善睡眠或治疗失眠的办法是不可取的，哪怕是长期的少量饮酒，也会形成对酒精的依赖性，造成一天无酒一日无眠的后果。所以，失眠患者一定要走出“饮酒可治失眠”的误区，不通过睡前饮酒，照样能战胜失眠。

经常熬夜等于慢性自杀

经常熬夜的人，由于作息规律被打乱，导致人体节律出现紊乱，影响人的身体健康，所以，经常熬夜等同于慢性自杀。

熬夜的危害大

医学研究发现，经常熬夜会造成人体正常的节律性发生紊乱，对人的视力、肠胃和睡眠等产生负面影响。这是由于人体的肾上腺皮质激素和生长激素都需要在夜间进行分泌，比如肾上腺皮质激素是在黎明前分泌，能促进人体的糖类代谢，并保证肌肉功能的发育，而生长激素是在人入睡后分泌，能促进青少年生长发育，并延缓中老年人的衰老速度。如果夜间没有进入睡眠状态，就会错过这些激素的分泌时间。

经常熬夜会使身体抵抗力下降，感冒、胃肠功能紊乱、过敏等自律神经失调症就会经常找上门来，各种病毒乘虚而入，导致人的身体健康每况愈下。

熬夜的后果在女性身上表现得更加严重。有报告显示，由于雌激素水平的升高，女性连续三年或三年以上定期上夜班，患乳腺癌的几率要比正常上班的女性高40%～60%。

当然，这并不意味着可以将男性划出危险行列，因为同样有研究报告称，人在夜间会自然降低基础代谢，放缓生理活动，心脏负担会相应减少，如果夜间工作就会增大心脏的压力，使人出现心率不齐，很容易导致心脏病的发生。这对所有人来说都是一个警告，因为心脏病是不会挑性别的。

后补睡眠不利健康

有人认为熬过夜后只要在白天把睡眠补回来就可以了，大不了睡上一整天，其实这是一种错误的理解。因为夜间睡眠对人的身体健康有着不可替代的作用，错过了夜间睡眠，后补的睡眠不仅无法弥补熬夜给人带来的伤害，甚至会造成新的麻烦。

◎影响饮食周期，引起肠胃不适

后补睡眠会影响饮食周期。比如吃饭时间到了，可是人还在睡觉，如果醒来后再进餐，正处于两餐中间，这就会使饮食周期发生混乱。如果醒来后补吃了早饭，那么到了午饭时间继续吃，就会有短时间内进食量过多的问题。可是如果不吃，推迟到晚上再吃，中间会有较长时间的饥饿感，就无法应付正常的工作和生活。如果选择在下午正式吃一餐，那么晚上又会面临同样的问题。另外，如果后补睡眠之前先进一餐，然后立刻去睡觉，也会造成胃肠功能的混乱。

◎影响睡眠质量

影响白天睡眠的不利因素有很多，比如噪音、光线对视网膜的刺激等，这会使人的睡眠更多地停留在浅睡期，不仅多梦，而且易醒。所以说白天后补的睡眠质量是奇差的。

◎影响正确睡眠习惯的养成

后补睡眠会破坏正确睡眠习惯的养成。如果夜里没有睡好，在白天后补一次足够时间的睡眠，那么当夜晚再次到来时，你依然处于活跃状态，丝毫没有睡意，这就会由前一晚因为工作而造成的被动熬夜变为这一晚因为没有睡意而造成的主动熬夜，等到天大亮时，别人都已经起床准备开始一天的忙碌，你的睡意却来临了……恶性循环就是这样出现的。在这样的恶性循环中，睡眠习惯会越来越差，睡眠质量会越来越低，身心会随之越来越疲惫，健康状况当然会越来越差。

◎影响人际关系

无论是家庭人际关系还是社会人际关系，都不可能在别人活跃的时候你却处于睡眠之中，或别人处于睡眠之中你正万分活跃的情况下进行交流与沟通，这样长期的时间错位不仅会影响家庭生活，还会影响到你与其他人之间的关系，使你与正常人的生活脱轨。

熬夜后如何恢复体力

我们不支持熬夜，但不可能让所有人都不熬夜。因为有些人的工作性质决定了其必须熬夜。那么，这些不得不放弃夜间睡眠的人，该如何快速恢复呢？下面几点建议供大家参考。

◎保持适宜的睡眠环境

补充睡眠的时候，要保证睡眠环境的黑暗与安静，所以有必要挂一面厚重的窗帘，既能够挡住外面的光线，还会有一定的隔音效果。

噪音也是个大问题，最好关好房门，房间里不要放闹钟，手机也最好调到静音状态。如果周围会经常发出噪音，那简直就是噩梦。

◎保证充足的睡眠时间

7 小时左右的睡眠时间最好能得到保证。当然这不是一个定论，重要的是睡眠时间一定是能够让你恢复精力的时间，而不是睡过之后依然全身疲惫、困意不断。还要注意，醒后不要赖床不起，总是在床上没完没了地补觉。

◎睡醒后适当活动

睡醒后，最好能做一些适当的室外活动，就像正常的睡眠程序一样，不要认为醒来时已是午后，就免去应有的活动过程。可以活动一下筋骨，或者看看报纸、侍弄一下花草，也可以散散步，这些都可以使身心得到进一步的舒缓，有助于提高接下来的工作效率。

◎加强饮食营养

长期熬夜的人会比正常作息的人消耗更多的能量，所以必须注意营养的补充。夜间工作时中间最好加一次餐，早上补睡前也应该适当进食，注意不能不吃，也不要吃得过饱，更不要吃过立刻就睡。

在食物的选择方面，这段时间应该吃容易消化的、蛋白质和碳水化合物含量比较丰富的食物。最应该注意的是维持正常视觉所需的食物，比如动物肝脏、奶类、蛋类等富含维生素 A 的食物。

安眠药是一把双刃剑

安眠药就像一把双刃剑。尽管它常被医生用来治疗失眠症，但遗憾的是，很多患有失眠症的人，在面对问题时不是求助于医生，而是长期盲目地服用安眠药。这种不遵医嘱盲目服药带来的后果是使人对安眠药产生严重的依赖性和耐药性，使自身的运动协调能力、记忆力、肠胃功能和性功能受到严重的危害。

长期服用安眠药会产生药物依赖

长期服用安眠药，会造成失眠症愈发严重。而一旦停药，又会让人十分痛苦，不能入睡，并且伴有极度烦燥的情绪，心里迫切想服用安眠药，就像上了瘾一样。这就是已经形成了药物依赖。

服用安眠药会产生耐药性

药物会促使肝脏生成药物分解酶，来分解身体中的药物存留，当药物被这种酶不断分解后，催眠作用就会不断减弱。这时被失眠困扰的人就会产生强烈的急迫感，加大剂量再次服用药物。但没过多久，事情又会重复发生。这会使人对药物的需求越来越多，对药量的需求越来越大，这就是身体产生了耐药性。这时即使吃再多药，睡眠也不会得到改善，反而会越来越糟。

安眠药严重影响人的健康

是药三分毒，进入人体内的安眠药大多经肝脏分解后由肾脏排出体外，在这个过程中，肝肾功能必然会受到一定程度的破坏。

如果肝肾本来就不好的人服用安眠药，除非是刻意选择副作用较小的药物，否则会引起诸如肝脏肿大、肝区疼痛、肝功能不正常之类的许多麻烦，甚至会有黄疸、浮肿、尿蛋白等情况出现。

有些药物具有增强肝脏代谢功能的作用，比如巴比妥盐类，这些药物进入人体后，使肝脏的代谢功能得到了提升，虽然加速了毒物的排解，但同时还加速了体内营养元素的代谢，这有点得不偿失。

另外，有些安眠药的排泄速度比较慢，如果长期服用，药物在等待排泄的过程中就会越积越多，导致蓄积中毒。这会引起肠胃功能的紊乱，出现恶心、厌食、腹胀、便秘等问题及其他并发症。

由于服药而产生的焦虑情绪会刺激交感神经，使大量交感神经物质释放到血管中，产生心跳加快、血压升高等症状，损伤心血管功能，甚至会造成心肌梗死或脑中风。另外，虽然有些药物能减轻焦虑感，还可以保护上述的许多器官，但这样的药物却会损害记忆力，使记忆力迅速减退。

经常服用安眠药会加重失眠“后遗症”

很多人在吃过安眠药后，虽然对入睡起到了一定作用，但第二天醒来却常常会有昏昏沉沉的感觉，导致注意力不能集中，失眠“后遗症”越来越厉害。这是由于睡眠质量整体下降造成的。

不论是什么成分的安眠药，都有一个很常见的副作用，那就是过度镇定。由于服药后的过度镇定和药物的持续残留，很容易造成这种后遗症。即使是服用短效的安眠药，由于个体之间在药物吸收、代谢方面的能力差异及药物反应程度的差异，也会导致出现昏昏欲睡、注意力无法集中等症状。

事实上，任何事物都有两面性，在医生的指导下，选择在某个时间段内通过服用安眠药的方式进行失眠症的治疗，医生会根据实际的病情建议服药的时间及剂量。在这样一个相对安全的范围之内，人体所受到的伤害程度会达到最小，得到安眠药的帮助程度也会达到最大。虽然危害不可避免，但终究对病情会起到较好的改善作用。但如果盲目用药，长时间大量地服用安眠药，身体和精神必然会每况愈下，最终出现“无药可救”的结局。

每个人的睡眠都是不一样的

睡眠时间的长短因人而异，每个人都有自己的独特之处，所以每个人的睡眠也是不尽相同的。即使是同一个人，在不同阶段对睡眠的要求也是不一样的，即便在同一阶段，也会因身体、心理等方面的原因导致每一天的睡眠不同。

个体间存在巨大差异

首先，在睡眠时间上，每个人存在着长短之分。有的人每晚只要睡三四个小时就能从容面对第二天的工作和学习，且感到精力充沛。而有的人每天都要睡足 8 小时以上，甚至有的人即便每天睡上八九个小时，也会出现睡眠不足的症状，从早到晚疲惫不堪、昏昏沉沉。所以，每个人睡眠时间的长短，是根据个体需要决定的，没有统一的标准。

其次，在睡眠习惯上，有的人有良好的作息习惯，有规律的“生物钟”，而有的人睡眠不固定，周一至周五可能由于工作和生活的压力造成睡眠不足，而一旦到了周末就选择整日的大睡，以期把丢失的睡眠补回来，这样就形成一个不健康的睡眠机制。

此外，男性和女性对睡眠的要求也存在一定差距。一般而言，女性较男性更需要充足的睡眠，而处于更年期的女性常常因为生理和心理的原因导致睡眠变少。

不同年龄对睡眠的要求不同

从胎儿到新生儿的睡眠脑电图来分析，他们的睡眠常以浅睡为主，说明浅睡眠对他们的中枢神经系统生长和发育是十分重要的。

出生后的新生儿每 24 小时要睡 14 ~ 16 小时，其中约一半的时间处于浅睡眠。新出生的宝宝在睡觉时，我们能很清楚地看到他们的眼球在不断活动，还会紧握双拳、活动手指或脚趾，也有扮鬼脸、露笑脸等表情变化，这是孩子在浅睡眠中做梦。遗憾的是我们至今也无法走进新生儿的梦境，不知道他们在梦里想些什么。

学龄前的孩子每天要睡 12 小时左右，中午还要加一小时的午睡。青春期的孩子每天要睡 9～10 小时，午睡情况很少。可见，随着人年龄的增长，浅睡眠在睡眠中所占的比例越来越少。

成年人每晚的睡眠时间大约在 7 小时左右。同等年龄及同等身体条件下，女性较男性所需的睡眠时间稍长。处于特殊时期的女性也要比身体状态正常时所需的睡眠多一些。比如女性在妊娠期，由于内分泌激素孕酮在体内大量增加，需要的睡眠就会比平时多。

从性别角度上讲，成年女性比成年男性更容易患上失眠症，这是由于女性通常较男性的睡眠更浅，易于被叫醒。尤其是更年期的女性，失眠现象最严重。

老年人的睡眠看上去总是很少，每天甚至在半夜就会睡醒，但事实上却不是这样。在平时生活中，老年人由于要做的工作很少，往往一整天都是自由时间，所以他们常通过有规律的“打盹”来弥补睡眠的不足，这样算下来睡眠的总量并不少。比如我们常看到有的老年人明明正在听广播、看报纸，却渐渐地有了倦态，头慢慢低下，眼睛慢慢闭上，有时会打轻鼾、流口水，这表明他们已经进入到睡眠状态。

由于个体差异，每个人在睡眠时间、睡眠结构和内容上也就不尽相同，即便同一个人随着年龄的增长也会有相当复杂的睡眠变化。但无论如何，我们不要为了达到一定量的睡眠时间，而刻意地要求自己改变原来的睡眠习惯，只要觉得醒后精神抖擞、精力充沛就可以了。这样的睡眠才是最适合自己的健康睡眠。

第3章

谁偷走了上班族的睡眠

上班族不停地为新生活以及事业梦想奔跑着，很容易被压力、焦虑以及抑郁等不良情绪击倒，从而导致身体越来越差，工作效率越来越低，睡眠越来越少……那么到底是谁偷走了上班族的睡眠？

上班族中的“主动失眠一族”

夜晚对很多人来说都是极具诱惑力的，这其中除了单纯享受夜生活的人外，还有一群工作族。这些工作族每夜都活跃在台灯前，他们不是不想睡觉，也不是没有疲惫感，只是为了生存与理想，不得不放弃夜间的睡眠。因为夜间上网的速度更快，工作环境更安静，他们更容易有灵感，或者时间更宽松……这些原因使他们变成了工作群体中的另类——天亮道晚安的“主动失眠一族”。

“主动失眠一族”之公司白领

公司白领有一份不错的收入，但是工作压力也一向很大。他们每晚都要工作到深夜，有时要忙到凌晨三四点钟，每天的睡眠时间只有 5 个小时左右。

而单身白领在周末反而比平时睡得要更晚。为什么呢？当然是去过夜生活。周末的晚上 9 点对于单身白领来说，正是一天好时间的开始。每个周五都有大批的单身白领聚会在一起，享受“晚九朝五”的夜生活。他们大多聚集在散落于城市中的各色酒吧里，聚到高兴时，打打球唱唱歌也是度过长夜的重头戏。即使天亮后必须投入工作，他们也不愿放弃这难得的“放松”时间。白天的工作压力使他们渴望每一分钟的疯狂，通宵达旦的聚会让他们乐不思蜀，而睡眠则成为玩乐的牺牲品，被他们主动放弃掉了。

“主动失眠一族”之出租车司机

现代社会享受夜生活的人越来越多，导致出租车的夜间生意有时会比白天还要红火，而为了养家糊口的出租车司机当然不愿意放过这样的“黄金时段”。夜晚的都市街头，我们常看到开着交通台、边听广播边等活上门的出租车司机，也经常看到出租车往来穿梭忙碌的身影。直到天边泛起白光，享受夜生活的人们开始纷纷返回家中补充夜晚失去的睡眠，把最后一批享乐者送到家门口后出租车司机才带着满身的疲惫回家睡觉。整夜的劳累使出租车司机身心疲惫，而日复一日地放弃夜间睡眠，也让他们的睡眠质量大打折扣。但为了生存，他们仍愿意选择夜间出行，心甘情愿地成为“主动失眠一族”。

“主动失眠一族”之酒吧兼职歌手

每当别人下班的时候，就是这些酒吧兼职歌手背着吉他去上班的时候。因为这就是他们的工作，这份工作不仅能让他们赚到一笔，还会让他们产生一种前所未有的成就感。所有这些对他们来说虽然辛苦，但却是一件快乐的事。

酒吧兼职歌手一般会工作至凌晨二三点，遇上特殊场合也有可能要唱到凌晨四五点钟，但登台演出会让他们感到非常兴奋，尤其当顾客为他们鼓掌和欢呼时，这种满足感是别人无法体会到的。

“主动失眠一族”之自由撰稿人

从某种意义上说，自由撰稿人才是真正意义上的“夜猫子”。对于这些靠灵感迸发写作热情的人来说，夜晚会给他们的思想以更大的驰骋空间，也让他们有更加敏捷的思路，即使是夜里幽灵般或明或暗的灯光，也能让他们催生更加浪漫的幻想。

对于自由撰稿人，夜里创作的效率要比白天高出许多。一旦有约稿时，他们宁愿睡满整个白天，以换来整夜的工作时间。所以他们是最雀跃也是最积极主动地进入“主动失眠一族”的群体。

黑夜对人的睡眠有着极强的诱惑，即使是这些白天睡足了的自由撰稿人，有时也会在夜里变得思路模糊。为了保持清醒，他们有时会选择听摇滚乐，或喝浓茶、咖啡等方式来提神，甚至绝大多数的自由撰稿人都加入到了烟民的行列。为了保证自己作品的质量与产量，他们绞尽了脑汁。

但是，这样长期的昼伏夜出会让他们的生活规律与现实生活严重脱节，会让他们的身体状况受到严峻挑战。很多人因此出现了失眠的毛病，即使夜里没有稿子要赶，也无法正常睡眠。他们中的一些人年纪轻轻就呈现老态，扬着一张腊黄的“描”着黑眼圈的脸，常常觉得现实生活已经与自己格格不入。于是越来越多的人猫在窄小的房间里，越来越少地与外界接触，每天除了工作、睡觉，便是与网络为伴，无论是生理还是心理都与现实产生了巨大分野。这就是现代自由撰稿人的一种群体性悲哀。

睡不好是心理捣的鬼

遭遇长期失眠的人具有相同的个性特点：敏感、内向、心理不正常，具体表现为容易冲动、情绪不稳定、对自己的身体和工作能力缺乏自信、抗精神压力的能力不足等。这些个性特征常常使他们具有未解决的心理冲突，而心理冲突又常在夜间导致情绪唤醒，这是造成失眠的一种主要诱因。

心理因素对睡眠的影响

在面临一件重要的事情时，大多数人都会有较大的心理压力，比如考试前夜、刚刚经历了失恋等，这些心理压力常会导致夜间失眠。但当压力逐渐排除之后，失眠现象就会自动消失。这就是心理因素对睡眠的影响。

支持这种结论的大多是偶尔失眠的人，而那些长期失眠的人则很难从心底苟同。他们常常觉得，自己根本没有遇到什么心理问题，没有什么事情发生，自己的情绪也没有受到什么波动，但失眠却仍旧困扰着自己。“我招谁惹谁了？”他们常常这样抱怨。事实上，尽管长期失眠的人没有感觉到生活中发生了让自己有心理负担的事，但心理因素仍然是影响他们睡眠的重要因素。这种因素对睡眠的影响程度，甚至高于偶尔遇到心理问题导致失眠的人群，影响的方式也更复杂。那么，他们的心理问题在哪呢？

长期失眠的人大多都对睡眠有不正确的认识，比如认为睡眠必须在8小时以上；认为晚上几点必须上床睡觉；认为上床多长时间之内必须睡着，即使是不想睡也得睡，没有睡意就是不正常，如果总是任由自己这样睡不着，身体就会彻底完蛋，各种各样的疾病就会找上门来，所以必须睡着……这就是他们的心理问题所在。过度关注睡眠，对睡眠表现出恐惧和紧张感，盲目夸大失眠的危害，把偶尔的失眠当做病态，这种神经质的心态是造成长期失眠的最主要原因。

健康的心态是睡好的重要保证

从医学上讲，睡眠是一种神经生理行为，它直接被人的心态所左右，而拥有健康的心态是拥有正常睡眠的重要保证。具体来讲，有利于正常睡眠的健康心态主要包含以下几种：

◎稳定

当精神刺激突然出现，或心理、感情受到创伤时，要保持平静的心态，以稳定的情绪去对待，不要歇斯底里、六神无主、如临大敌。

◎坦然

当发生了能让自己兴奋得发狂或沮丧得发疯的事情时，要有良好的自我心理暗示，坦然面对眼前的现实，坚持一贯的生活规律，严格遵守作息时间，不让自己置于大喜大悲的情绪之中无法自拔。

◎从容

繁重的工作或学习任务，以及重大的责任落到自己肩上时，不要怨天尤人，也不要烦躁不安，要从容面对，并让自己始终保持按时休息的欲望，不把工作或学习中的烦恼带到床上。

◎放松

发现自己近段时间总是处于忧郁的情绪之中，难露笑容，要及时进行自我调整，找一些能够放松紧张情绪的途径，不要让悲观、失望的情绪控制自己。出现疾病时，要放松心态，积极面对现实，配合医生的治疗，不要过分担忧。

◎顺其自然

当遭遇家庭、婚姻、恋爱难题或亲人突生变故时，要让自己的心情顺应世事的变化，不要产生悲观、绝望的情绪，要明白“世事莫测，而人是主宰”的道理。

曾有报道称，大多数失眠症患者曾遭遇过一次或多次应激性事件，比如人际关系紧张、信任危机、支持率降低、失去可依赖的对方、心理防御机制不适宜等，这些情况都会导致失眠症的发生。但并非所有遇到这些问题的人都会成为长期的失眠症患者，很多人经过及时的心理调整，能够很快让自己的情绪与生活规律步入正轨，只有部分人的失眠会逐渐慢性化。在这期间，人的个性、对失眠的认识以及各自不同的睡眠行为起到了重要的作用。可见，健康的心理状态和对睡眠的正确认识是规范睡眠行为及规律的重要因素。

失眠不仅是一种睡眠生理紊乱过程，还是一种心理紊乱过程。失眠患者大多具有内向性和不稳定性的人格特点，其掩饰性较正常人更大，慢性焦虑、不安全感及强迫性思维比正常人群要高出很多。正确调整心理状态，有助于及时走出睡眠误区，让睡眠变得健康起来。

过度疲劳也会睡不好

人们在忙碌了一天之后，回到家里只想尽快躺到床上去睡觉。失眠的人自以为找到了治疗的好方法，他们单纯地以为只要足够疲劳，就能够把失眠症治好。所以大家纷纷跑去健身房或户外做大量训练，累得满身大汗，不够累的还要刻意加大运动量，直到累得再也不想动为止，美其名曰："健康疗法"。也有些失眠者抱着"越累越想睡"的观念，任由自己近乎"变态"的工作量一直"变态"下去，希望睡眠能主动找上门来。但物极必反，这种极端的做法很容易使身体过度疲劳，而身体一旦出现过度疲劳，不仅不能改善睡眠，反而会导致睡眠状况变得更加不好。

过度疲劳的信号

几乎每个人都或多或少有过过度疲劳的经历，但往往由于对过度疲劳的概念认识不足，常常意识不到这种情况。如果发生以下状况，那就说明你的身体已经过度疲劳，应该注意休息了。

◎疲惫不堪，昏昏沉沉，感觉体能将要被耗尽

大多数人觉得有这种感觉不足为奇，很快就会过去，只要喝上一杯咖啡或者抽上一支烟，自己的精力就会重新充沛

起来。但你要知道，这是一种过度疲劳的症状，如果反复出现这种状况，就会对你的身体造成很大的伤害。

◎消极、烦躁，甚至产生愤世嫉俗的念头

负面的心理情绪是过度疲劳的反应之一。当自己感觉到性格发生变化时，就证明你已经处于严重疲劳状态，你必须为自己安排一些休息的时间。

◎易怒，容易产生幻觉，感觉总被别人围攻或是被杂事围困

有这种精神状态时表明已经很危险了，是身体向你发出强烈的警告。如果你不希望出现更严重的精神问题，或其他更糟糕的健康问题，最好马上喊停手边的一切事情，让自己有放松和恢复的时间。

◎疾病缠身

出现经常性头痛和肠胃功能紊乱，或者体重莫名的骤增或骤减，甚至有甲亢症的出现，这都是过度疲劳对身体内部环境造成的干扰。

疲劳与机能恢复

疲劳是一种常见的生理性现象，只要不是因为疾病所造成疲劳及过度疲劳，一般不影响身体健康。人体生理学认为，疲劳是一种保护性机制，当旧的疲劳未能消除时，如果紧接着产生新的疲劳，并不断重复，就会出现过度疲劳，这对身体的健康是十分不利的。所以必须通过有效的方法及时消除疲劳，促进身体机能的恢复。常用的方法有以下几种：

◎水浴

水浴是消除疲劳的最简单方法。它主要是通过水的温度对人体产生刺激，而水和皮肤的温差决定着刺激的强度。不同的水温能够达到的效果并不一样，比如高温浴和冷水浴对人体的交感神经有强烈的刺激作用，有促进血压、血糖和白血球升高的作用，而温水浴却有很好的镇静作用。

◎休息

休息是消除疲劳的重要手段。休息的方式有很多种，比如睡眠、静坐、卧坐、散步等，其中睡眠对于消除疲劳的作用是最明显的。充足的睡眠能使人的身体状况恢复到正常水平，由于人与人之间的个体差异，睡眠时间因年龄、性别等因素而各有不同。但是，当现实情况不允许睡眠，或者疲劳程度尚未达到需要睡眠来进行恢复时，选择其他方式也能起到适当消除疲劳的作用，甚至比单纯地睡眠起到更积极的效果。

◎体育娱乐活动

娱乐性的体育活动同样有助于调整放松机体。由于适度的疲劳感会使大脑兴奋受到转移和抑制，所以适量运动对改善睡眠状况有一定的作用。

有研究认为，中低强度的有氧运动可以有效矫正失眠。中低强度的有氧运动可以理解为每周 4 ~ 5 次，每次 30 ~ 45 分钟，以慢跑、游泳、骑车或小球类等项目为主的运动，可以起到改善体质和增强消化功能的作用，同时也有助于促进睡眠。

如果长期失眠，身体和精神状态出现问题后，就要避免再盲目进行高强度的运动。因为在不具备充足体能的条件下，过度运动会加重失眠状况，还会影响新陈代谢和内分泌功能，造成内分泌紊乱等后果，使身体状况陷入恶性循环。

运动的时间也要有所限制，最好选择早晨、中午或傍晚。要坚决杜绝睡前两小时之内做运动，因为运动会使血液循环的速度加快，内脏机能也跟着活跃起来。如果想要恢复到休息状态，就需要大量的时间才能完成，而全身心的亢奋状态显然不符合睡眠的要求。

工作时间不规律最难缠

有人就上班时间和健康之间的关系作了一项调查研究，结果表明，上班时间不规律的人，尤其是经常倒班的员工，要比有规律地做朝九晚五工作的人更容易产生健康问题。

倒班和上夜班是疾病的最爱

迫于各种原因，约有五分之一的从业人员要经常倒班或者上夜班，这种工作方式对人体健康造成的打击是巨大的。这是因为与正常规律相悖的工作方式会影响人体免疫系统的正常运转，使人体抵抗力逐渐下降，给多种疾病提供乘虚而入的机会。此外，经常倒班或者上夜班的人，更容易患上心脏病、糖尿病和睡眠紊乱症。

工作时间不规律的严重后果

经常熬夜、睡眠不足，会使人体出现内分泌紊乱，并经常处于疲劳状态，失眠、健忘、易怒、焦虑等神经与精神症状，以及感冒、胃肠感染、过敏等自律神经失调症也都会找上门来。

此外，从养生学角度讲，晚上11点到凌晨3点是人体经脉运行到肝胆的时段，如果这两个器官不能得到充分休息，人就会出现皮肤粗糙、暗淡、生斑、生痘等问题。

由于人体内的肾上腺皮质激素和生长激素都是在夜间睡眠时分泌的，如果经常处于时间紊乱状态，就会使这两种激素的分泌长期受到干扰，造成青少年身体发育不正常，或者加快中老年人的衰老速度。

工作时间不规律的人群应如何调整睡眠

工作不规律的人群如果想协调好饮食和睡眠这两个重点问题，应该遵守以下几方面的原则。

◎增加营养丰富的食物

需要倒班或夜班的人从事工作的劳动强度通常较大，消耗的能量比较多，所以要注意补充优质蛋白质。由于动物蛋白质中含有人体必需的八种氨基酸，对于提高工作效率和身体健康大为有益，所以摄入的动物性蛋白数量最好能达到蛋白质总量的一半以上。牛奶、牛肉、猪肉、鱼虾、豆制品及绿色蔬菜等富含蛋白质、脂肪及维生素的食物都在可选的范围之内。

维生素A参与调节视网膜感光物质的合成，可以提高人对昏暗光线的适应能力，防止视觉疲劳，所以要经常补充富含维生素A的食物。

为了刺激和增强食欲，食物种类不能过于单一，烹调最好以素油为主，可以适当增加些酸辣小菜调剂胃口。

女性是这个特殊群体中的特殊人群，这种不规律的作息方式会导致女性阴虚内热，出现低热、手足心热、消瘦、盗汗、咽干、口舌生疮等许多症状。下面我们给作息时间不正常的女性朋友们介绍几种“药方”。

（1）取15克银耳和适量的冰糖，煎水1小时左右代茶饮用。对咽干、干咳、口舌生疮有效。

（2）取15克生地和一个鸭蛋。将生地放入加水的锅中煎水，鸭蛋带壳放在炖盅内隔水炖熟，把鸭蛋去壳后放入药汁里再炖20分钟左右，适当调味即可，吃蛋喝汤。对手足心热、牙龈肿痛有效。

（3）取15克去芯莲子和80克猪肉入水同煮，肉熟后适当调味，每天吃1次或每周吃3次。对干咳、失眠、心烦有效。

◎保证充足的休息

尽管夜间没有进行睡眠，但也要尽量做好后补的休息。比如在坐车回家的途中可以适当地闭目养神，到家后最好能先吃些早餐，然后做一些比较舒缓的活动，大约一小时后，可以在光线比较暗的房间里进行正式的睡眠，并保证睡眠环境足够安静。

◎进行适当锻炼

根据自己的实际情况和兴趣爱好，选择一些适合的运动项目。每当工作感觉疲劳时，就稍微进行一些有益的活动，比如伸展体操、太极拳等。

◎注意正确的心理调节

工作时间不正常，但心理状态不能不正常。面对这种自己不能抗拒的现实情况，不要用怨天尤人的情绪来对待。应该积极地根据工作的实际情况来制定作息时间，并在实践过程中不断修改，直到能让自己完全适应，并感觉到最方便、最实用为止。这样可以有效防止不良情绪的发生。

情绪——上班族失眠的密码

上班族心情低落时，很容易因生活或工作中的一点小问题而大发雷霆。在对某些人或某些事产生过分重视、过分担心与焦虑的情绪时，常会神情恍惚、精神不振。而各种负面情绪都有可能同时伴有严重的失眠现象。

哪些情绪的变化会造成失眠

我国传统医学早就有“内伤七情”的论述，认为“喜怒哀思悲恐惊”这七种情绪的过度变化会对人的身体造成损害，也都可以导致失眠现象的发生。我们现代的失眠症研究发现，导致经常性失眠的情绪主要分为以下两大类：

◎焦虑情绪

一些无法客观应对的问题很容易使人产生焦虑情绪，比如对疾病或发生过的伤害产生恐惧；对挫折与压力感觉到难以支撑；对人际关系感觉无处入手；对一些未发生的事、或发生概率很小的事、甚至是根本不可能发生的事产生强烈的危机感，并且没有把握去面对。这些焦虑情绪都会导致失眠症的发生。这种失眠症的最明显表现就是入睡困难，如果能够成功入睡，大多可以一觉睡到天亮。但是对已经发生过的伤害产生恐惧的人，不仅会有入睡困难，即使是进入睡眠，也会有夜半惊醒甚至大喊大叫的问题出现。

◎抑郁情绪

抑郁情绪大多是由于一些无法摆脱的负面情绪没有得到及时排解，长期压抑在心里，造成情绪低落、兴趣减退、浑身无力、消极、自卑、悲观，甚至是产生厌世或轻生的抑郁表现。有这种症状的人大多存在严重的睡眠障碍，主要表现为入睡困难、夜惊、彻夜不眠、早醒后不能入睡等症状，早期服用安眠药物可以起到一定作用，但安眠药服用得久了，即使加大剂量也只能让睡眠坚持3小时左右。

由焦虑和抑郁导致的情绪疾病在国际上也有通用的名称——植物神经功能紊乱。植物神经功能紊乱其临床特点是身体没有明显的器质性改变，但病情经常反复，常伴有紧张焦虑等情绪变化，让人产生睡眠障碍。为了表述方便，全文用焦虑和抑郁来代替这一疾病的名称。

如何避免不良情绪

慢性抑郁或焦虑都是心理不正常的表现，如果不能及时调整并缓解症状，都有可能导致严重失眠，影响身体健康。

事实上，一些由心理问题引发的情绪波动，可以通过有针对性地调理来及时解决。不妨试试下面的方法：

◎有氧健身运动

有氧健身运动有利于改善恶劣的情绪。可选的运动方式包括骑车、散步、游泳等有节奏的运动，这不仅能增强心肺循环功能，还能改善人体对氧的利用。

◎巧用色彩来缓解焦虑

冷色调的衣服或环境会使人产生郁郁寡欢的情绪；红色会使人烦躁和愤怒；灰白黑等非彩色的颜色有镇定作用，可以缓解焦虑紧张的情绪。

◎音乐是很好的调节剂

听一些与自己情绪相近的音乐，使情绪程度增加，然后再听一些与自己坏情绪相反的音乐，让自己的情绪逐步向好的情绪过度。比如当你悲伤时，常会为了做个坚强的人而强忍住眼泪，实际上这是一种非常“自虐”的方式，这时不妨就听一些悲伤的音乐，让自己的悲伤充分发泄出来，哪怕是大哭一场。哭累之后，可以听些舒缓的音乐，让自己逐渐平静下来，如果你愿意，可以继续听些欢快的音乐。也许你会发现，自己的情绪正随着音乐的变化而通常向好的方向发展。

◎加强理智对情绪的调控作用

无论处在任何情绪之中，保持理智始终是掌握主动权的法宝。平时要重视自己的心理保健，面对生活要有正确的态度，不要让自己太精明，也不要让自己太糊涂。能够经常保持适度清醒与冷静的人，更容易理清情绪，并帮助自己摆脱困扰。

◎通过饮食来调理情绪

食物与情绪的关系非常密切。单纯的碳水化合物能镇静情绪，蛋白质能益智醒脑，这有助于辅助改善一些临时性的情绪波动。但现代医学研究发现，大多数经常性的情绪不佳，都与营养素的缺乏有关，比如缺乏维生素B族、铁和锌等微量元素，容易使人出现精神抑郁、情绪不稳等问题。如果你经常莫名地受到这些情绪的困扰，不妨在自己的餐桌上找找原因。

◎必要时求助于医生

如果你的焦虑或抑郁症状已经非常严重，甚至使你饱受失眠的困扰，更恐怖的是你会经常想到自杀与解脱——这已经是非常危险的信号了！你必须及早地去求助于医生，并且积极配合医生。千万不要任由自己在这种情绪中一直萎靡下去，因为这已经远远不是心情不好或者失眠这么简单的问题了。

坐姿——偷走睡眠的“坏蛋”

每五个失眠者中就有一个人因坐姿不当而出现经常性的肩背疼痛，可见坐姿不当也是导致失眠的原因之一。相比较而言，女性较男性更容易发生这一类问题，办公一族较从事其他岗位的人更容易出现这种情况。

坐姿不当有碍睡眠

女性较男性更容易出现坐姿问题，是因为大多数女性会在坚持正确坐姿之后很短的时间里放松警惕，不自觉地转变为更为“舒适”的坐姿，即让自己畏缩在椅子里，而这种坐姿会给女人带来肩周炎、颈椎病等严重后果。

办公一族相对来讲是一个更大的群体，这个群体的工作状态要求他们必须在大量的时间内与桌椅打交道，因此坐姿是他们必须采用的工作姿势。而这一群体中无论男女都很容易在无意中产生“惰性”，坐姿在不知不觉间就会发生改变。这是肩背部肌肉劳损、肩背及颈部疼痛或僵硬等问题经常困扰办公一族的原因。

一旦出现因坐姿不当引发的问题，即使晚上停止工作也依然不会轻易消失，即使躺在床上，身体也依然无法放松，肩背、颈椎等部位的不适感会昼夜地折磨人的身体，使人不得不翻来覆去寻找最适合入睡的姿势。在这种情况下，如果还能有好的睡眠，那简直就是一件很幸运的事了。

解决失眠问题从改善坐姿开始

对于因肩颈疼痛而影响睡眠的人来说，改正坐姿无疑是最行之有效的一种方法。

那么，什么样的坐姿才是最正确的呢？怎样随时保持正确的坐姿，不让自己无意间又转变为错误的坐姿呢？毕竟我们不能随时都用一个三角板来衡量自己的坐姿是否达标。其实，最简单有效的办法是准备一个垫子，垫在后背和椅背之间，这个垫子的大小应以让你感觉到自己的腰被拱起来，并且让你感觉自然、没有不适感为佳。

电脑是办公一族最主要的工作工具。首先要调整电脑显示器的高度，使人的视线与显示器的上缘齐平。其次还要保证在使用鼠标和键盘时，肘部和腕部都得到有效的支撑，这需要对桌面或椅面的高度以及身体离桌边的距离都进行有效的调整。最适合自己的桌椅高度和身体距离需要通过多次亲身尝试来协调和确定。

另外，在工作之余，也不能放松对肩背及颈部疾病的保健、预防与治疗，以下几种自疗方法应得到充分的重视。

首先，无论是否处于工作状态，只要采用坐姿，就要保证姿势的正确，避免颈肩部肌肉过度紧张。

其次，要选择一个合适的枕头，相对来讲，稍低的硬芯枕更适合于缓解这些不适感。入睡前，最好能泡个热水澡，即使条件有限，也要坚持睡前做一些简单的热敷。

平时做一些简单的肌肉训练，比如把双手交叉放在脑后，头部轻轻向后顶自己的双手，多做几次，每次持续半分钟左右。注意，力度不要太大，保证做完后肌肉有轻微的酸胀感即可。

坐姿不当与晚上的睡眠质量有着密切的联系，所以要改善睡眠问题，最好从白天的坐姿等行为习惯做起。如果肩背颈部的疼痛十分严重，就要去医院进行正规的治疗。你会发现，当因白天坐姿不当引发的疼痛缓解时，睡眠质量自然会有所提高。

打盹是“小睡眠”

打盹最明显的特点是睡眠时间比较短，因而被称为“小睡眠”。据美国睡眠基金会研究后证实，打盹小睡的作用有很多，每40分钟的小睡能提高34%的操作能力，还可提高并保持几小时的警觉性，并有调节心理状态的作用，甚至有助于长寿，被誉为小型度假。

什么时候打盹最好

◎午后打盹

养生学刻意强调要睡“子午觉”，并不是没有道理的。脑细胞一般会在持续兴奋4～5个小时以后转入抑制状态，尤其是在午饭以后，由于消化系统所需的血液供应增多，脑部血液供应相对减少，这时进入大脑的氧气和营养物质也会相应减少，人体生物钟会出现一次睡眠节律。在睡眠节律的作用下，人会有精神不振、昏昏欲睡的感觉。所以特别需要进行一番调整，达到消除疲劳、恢复体力及稳定神经系统功能的作用。如果能适当地打个小盹，这个问题就可以迎刃而解。

有些管理人员对于工作人员午后小睡给予很坏的评价，认为是在浪费时间、偷懒。这是一种非常不科学的认识。因为午后小睡不仅能让工作人员恢复体力与精力，还会提高下午的工作效率。与高效率的工作回报相比，午后小睡几十分钟应该算作恢复员工体力、提高公司效益的“黄金作法”。

科学家在对部分名人的休息习惯进行研究后发现，邱吉尔、撒切尔夫人和爱因斯坦都喜欢白天打盹小睡片刻，并因此增强了记忆力。丘吉尔每天饭后睡觉，这种做法在整个第二次世界大战中为他补充了能量。撒切尔夫人在执政期间，要求她的助手在下午2:30到3:30之间不要打扰她。比尔·克林顿每天饭后小睡30分钟。还有很多爱打瞌睡的人，包括约翰·肯尼迪、里根、南丁格尔和惠灵顿公爵等。

美国哈佛大学公共卫生学院一项长达六年的研究也表明，中午打个盹可以有效地预防心脏病。每周至少小睡4次、每次半小时的人，死于心脏病的几率会比那些不小睡的人下降37%。

◎见缝插针式的“小睡眠”

有些人工作时间十分紧凑，很难抽出大块的时间用于休息。这类人如果能养成见缝插针的睡眠习惯，学会在忙碌之余利用有限的时间打个小盹，也能使体力得到一定的恢复。

比如演员。在拍摄期间，他们有时要一天之内赶几个场地或者往来于城市之间，也有可能在某地拍摄一整天的时间，甚至半夜就要起来化妆，这都会造成睡眠时间严重不足。为了保证自己的精神状态与身体健康，演员就有必要见缝插针地随时打个小盹，弥补一下夜间睡眠的不足。

打盹小睡的注意事项

打盹小睡的时间不能过长，以半小时左右为宜，不能超过一小时，老年人可以适当延长二三十分钟。

进食后马上小睡这一做法不值得提倡。因为进食后胃肠内尚有没有消化完全的食物，这时打盹小睡和正式睡眠一样会出现胃肠不适和消化不良。如果需要在进食后小睡，也应该相隔半小时左右，并在这一时间内进行一些轻微的活动，然后再睡。

从理论上讲，即使是小睡，也要保持右侧卧位的正确睡姿，坐在椅子上或沙发上打盹、趴在桌子上入睡都是不科学的做法。因为人进入睡眠状态后，会出现肌肉放松、心率变慢、血管扩张、血压降低等问题，这样的睡姿会造成脑供血不足，使人因大脑缺氧而出现头重脚轻、浑身无力的不适感。趴在桌上小睡还会压迫到胸部，影响呼吸，导致心肺负担加重。

事实上，由于所处环境的问题，有的人根本没有条件到床上去小睡，而且小睡的时间较短，因睡姿问题发生危险的程度相对夜间睡眠较低，所以在不得已的情况下，可以不必强求睡姿，只要能用一个相对感觉舒适的姿势让自己入睡就可以了。

运动——安眠的好方子

有规律的运动能提高中枢神经系统的温度，使身体进入困倦状态，给人一种洗过热水澡后的舒适和困倦感，还能提高身体适应环境的能力、提升耗氧量、减少压力。所以专家给出这样的结论——运动是一剂安神助眠的良方，不论任何年龄，只要有运动习惯的人，睡得都会比较好。

运动时间对睡眠的影响

体育锻炼的时间不同对睡眠的影响也不同。下午和傍晚适度进行体育锻炼，有助于改善睡眠，其中下午 4 ~5 点左右是最好的锻炼时间。如果这个时间段不方便，可以改在晚上，不过要保证睡前两小时停止运动，让身体有一个恢复平静的时间，以免影响睡眠。按照每天晚上 9 ~ 10 点左右上床睡觉的建议，最好在晚上 7 ~ 8 点钟之前结束所有的运动。

有研究认为，没有运动习惯同时也没有心血管疾病的老年人，连续16 周，每周坚持4 次，每次至少半小时以上的低冲击有氧运动和快走运动之后，每天的睡眠时间增加了一小时，睡眠准备时间较以前减少了一半。对于我们这些没有运动习惯的上班族，或者没有形成运动规律的人，这绝对是一个好消息。

运动强度对睡眠的影响

人体能承受的运动强度因个体差异而有所不同。

有些人只适应轻微的运动，比如慢跑，通过慢跑可以让体温逐渐升高，当身体出微汗时随即停止。如果两小时之后再上床睡觉，就很容易入睡了，并且可以得到较长比例的深睡眠。但有些人却能适应中等强度的运动，这些人在睡前做一小时左右的中等强度运动，上床后同样能顺利入睡，并拥有较高质量的睡眠。这都是由于人的个体差异所决定的。

每个人都可以通过几次实验来确定最适合自己的睡前运动强度。但要切记，过于激烈的大强度运动是一定不适合睡前进行的。运动到“累到趴下”而换来的睡眠是没有质量可言的。

不同运动项目对睡眠的影响

运动项目的选择要根据个人的喜好和身体状况来自行确定，值得推荐的是游泳、中速的散步、骑自行车、登山、跳绳、体操等运动方式。但不能三天打渔两天晒网，要每天定时适量运动，这样才能发挥它们养生、助眠的作用。

运动规律的人大多拥有较好的睡眠质量。这是因为运动可以让人身体和心理得到放松，能消除不良的情绪。用运动的方式改善睡眠时，不会很快见到成效，要保持足够的毅力和耐心。

安睡环境很重要

许多人都有这样的经历，当自己外出旅行或公干时，总是睡不好，因为枕头、被褥、房间、周围的声音等等都与自己家里不同，感到不习惯，尤其是想到睡眠环境和条件不如家里好时，更加难以入睡。这说明睡眠环境是影响睡眠的一个重要因素。

卧室环境与布置

人体时刻都在向外散发能量，睡眠环境越大，人体损耗的能量就越多，睡眠质量就会越差，所以卧室并非越大越好。

理想的卧室面积应该在 10～20 平方米之间，卧室布局要合理。如果不存在住房面积紧张的问题，卧室最好不要集睡觉、休息、更衣、学习、收纳等多种功能为一体，应该使卧室的功能单一化。即使不能达到这一要求，也要尽量让卧室的摆设更整洁，用途更简单。

在卧具的准备方面，首先是要有一张足够舒适的床，并且摆在合适的位置上。床的摆向宜南北不宜东西，不能摆在窗下或者正对客厅的地方。因为这样会有不安全感，还容易因处于通风口而患病。

足够舒适的床离不开一张舒适的床垫。专家说，当你仰卧的时候，身体的每一个部位都与床垫紧密结合，比如颈、肩、背、腰、臀、腿；当你侧卧时，脊椎不会出现弯曲；当你用各种姿式在床上分别停留五分钟后，身体各部位都没有不适感。如果这三条都符合，那么这张床垫就是适合你的床垫。

床上用品的颜色也很重要。应该选择柔和、淡雅颜色的床上用品，因为过深或者过艳的床上用品会让人感觉压抑或者烦躁，难以平稳入睡。浅蓝、淡绿等淡雅色使人感觉清爽，并且放松心情。患有失眠症的人，可以尝试选用黑红颜色搭配的床上用品。

另外，枕头也是一个重点。鹅毛软枕其实并不适于睡眠，因为过软的枕头不能保持适当的高度，会导致颈部疲劳，影响血液循环。当然，太硬的枕头也不好，会使头部与枕头不能充分接触，从而影响睡眠。适合睡眠的枕头，应该以不软、而且稍有弹性为宜，衡量的标准是在人仰卧的时候，枕头能与头部和颈部自然接触，恰当迎合人体颈椎部位的生理弯曲。

卧室声响

人在睡眠时如果受到噪声的干扰，会很难入睡，即使入睡也易惊醒。因此在睡觉时最好保持卧室的安静，电器、闹钟等发声物品不要放在卧室里。

在购买住宅的时候，尽量不要选择处于闹市中或街道边的房子，可以选择比较安静的区域，这样可以远离噪声污染带给人的影响。

噪声超过 30 分贝就会使人难以入睡；超过 40 分贝，大约有 5% 已经睡着的人会被惊醒；超过 70 分贝，大部分睡着的人会被惊醒，而尚未入睡的人则根本无法入睡。长期受噪音干扰的人会出现“噪声烦恼症”，造成情绪不佳和失眠。因此，要拥有好的睡眠，必须保持环境的安静。

卧室光线

太亮的光线会延长人的入睡时间，并延长浅睡过程，很容易中途醒来。所以在睡觉时应该关掉房间里的灯，同时拉好窗帘以遮挡室外的光线。习惯开灯睡觉的人也只能留一盏比较暗淡的小灯，并且不能正对着人的眼睛。如果在一些特殊场合无法排除一些讨厌的光线，比如坐车、船、飞机时，想要补充睡眠时，可以戴眼罩遮光，这样能减少光线对大脑的刺激，保护睡眠。

卧室墙纸颜色

越来越多的人决定改变过去一成不变的白色墙壁，转而选择色彩多样的墙纸。但是，由于大多数人没掌握科学的选择方法，盲目选用错误的墙纸来装饰卧室，导致出现不明原因的睡眠质量下降，甚至连心情都受到了一定的影响。

专家建议，卧室的墙纸最好选择浅绿、浅蓝、米黄等清新柔和的颜色，这样可以让人长期保持好心情。如果颜色过于深沉，人的精神会压抑，甚至发生抑郁。而过于鲜亮、艳丽或杂乱的颜色则会造成视觉疲劳或大脑过度兴奋，使人烦躁不安，难以入睡。对于容易失眠的人来说，红黑颜色相配的墙纸是不错的选择，有助于人们尽快进入睡眠状态。

室内温度和湿度

在24℃左右的环境中，人更容易进入睡眠状态。因为人在入睡时需要主动调降身体温度，如果室温过低（或过高），会出现入睡困难，或者在半夜被热醒或冻醒。

卧室保持适当的湿度既有利于睡眠，也可以避免咽喉呼吸道出现干燥感。北方冬天使用暖气时，为了保持室内湿度，可以使用加湿器，或者在室内放一盆水。睡觉时穿着吸汗性佳的睡衣，也有助于维持身体周围的湿度。

室内花卉

室内的花卉对睡眠也有影响。天竺花有镇静安神的作用，可以治疗失眠；菊花、薄荷花、茉莉花等对思虑型失眠有较好疗效；水仙花、兰花、百合花、莲花等能解除多梦、烦燥、易怒等原因造成的失眠；梅花、牡丹花、郁金香、紫罗兰、桂花、迎春花等有助于改善因抑郁情绪而导致的失眠。

第 4 章

青少年睡眠好才能身体好

青少年是人一生中学习知识、认识世界的重要时期，每天都要接收新知识、新事物，从而导致身体非常疲惫，唯一能从根本上缓解身体和心理疲惫的方法就是睡眠。生长激素都是在睡眠时分泌的。如果青少年睡眠不足，将会严重影响生长发育。

青少年失眠不可小觑

青少年失眠已较为常见，但如果这种问题不能得到及时有效的解决，很可能导致更大的麻烦。长期失眠更易使人产生焦急、忧虑等不良情绪，变得性格暴躁，甚至还会出现厌学、厌恶工作以及自闭或厌世的不良倾向。所以，我们有必要高度关注对青少年的失眠问题。

导致青少年睡眠不足的原因

导致青少年睡眠不足的原因有很多，但主要有以下几点。

◎负担重

导致青少年睡眠不足的根本原因就是学业或工作负担过重。父母望子成龙心切，给孩子安排的课内课外作业过多；青年人成才心切，刻意透支自己的体力，并大量占用睡眠时间。

◎习惯差

缺乏良好的学习习惯和良好的工作习惯，每天忙碌到深夜，导致白天体力不足、精力不能集中，学习与工作效率下降，因为情绪不佳，又会进一步影响睡眠。

缺乏良好的生活习惯也是导致睡眠不足的原因之一，这主要表现在很多人在本身睡眠不足的情况下不能合理利用零散的休息时间，也表现在有些青少年不能养成良好的生活规律，即使是在工作与学习不足以造成压力的情况下，也不能保证充足的睡眠。

◎其他原因

影响青少年睡眠的原因还有很多，比如上学或上班的路途遥远、居住条件差、受外界干扰太多、留恋网络等。

青少年失眠隐患多

青少年的生长发育与生长素的分泌有着必然的联系，生长素是下丘脑分泌的一种激素，它能促进骨骼、肌肉、脏器的发育。人只有在熟睡后，生长激素才会有一个大的分泌高峰，随后又有几个小的分泌高峰。而在非睡眠状态，生长素分泌就会减少。所以，青少年要发育好、长得高，睡眠必须充足。

失眠会使脑细胞得不到尽快的修复，容易造成注意力不集中、记忆力下降的后果，甚至会进一步加重失眠症状。很多青少年在失眠时很紧张，绞尽脑汁想强迫自己入睡，但常常适得其反。这会给青少年造成更重的心理压力，使他们变得烦燥、慌乱、无助，甚至出现焦虑、抑郁等病症，产生悲观、厌世的情绪。另外，长期失眠会影响脑供血，导致大脑缺氧，使人经常出现头疼症状。

解决失眠的有效对策

据调查显示，我国青少年的肺活量、活动速度、力量等体能素质，在近 20 年之内始终保持持续下降的势头，造成这个问题的主要原因就是睡眠不足。

青少年的自我调节能力受到其自身发育的限制，如果没有外力的帮助，凭他们自己的力量很难克服失眠。

因此，我们应该积极担负起这个责任，尽我们所能，帮助或督促他们重视失眠的困扰，并教会他们如何改善失眠状况，提高睡眠质量，这样才能提高他们学习与工作的效率，促进其身心健康的良性发展。

◎注意饮食细节

在饮食方面，失眠者应该选择清淡而富含蛋白质、维生素的食物。晚餐不要过饱，睡前不要吃东西或喝茶、咖啡等刺激性饮料。

◎养成良好习惯

尽量养成正确的睡眠习惯，包括睡前按时放松情绪、及时排空大小便、按时上床睡觉、醒后按时起床、恢复正常的生物钟、保证合适的睡眠长度。

另外，最好能增加体育锻炼的机会，这样可以提高神经的调节能力，让体力得到正确的消耗，有助于促进睡眠。

◎不要随便吃药

在非医嘱的情况下，不要盲目服用药物，即使在医生的指导下服药，也要严格遵守医生规定的服药量与服药时限，避免产生药物依赖或耐受。

◎放松心态

不要刻意地要求自己必须睡着，不要每当失眠出现的时候就怨天尤人、哀声叹气。物极必反，想得太多也会造成失眠加重。保持平和的心态，如果没有睡意，就放松心情做些舒缓的事。

◎促进入睡的小窍门

民间有许多可以促进入睡的小窍门，失眠的人不妨试一下。

（1）选择自由站立、全身放松的姿式，双手在身体前有节律地上下摆动，双腿随之带动身体进行有节律的抖动，坚持 10 分钟左右。

（2）深呼吸的方式。在黑暗安静的环境中，平躺在床上深呼吸。呼气时尽量呼尽，吸气时也要尽量吸足，幻想气体被吸于自己的腹中，又被自己从腹中驱出体外，速度要缓，同时在意念中数自己的呼吸次数。注意保证室内空气清新。

（3）意念催眠法。关掉房间里的灯，上床仰卧，深呼吸 3 ~ 5 次，闭上眼睛，让自己处于无意识的状态，然后想象自己漂浮在水面上，周身十分轻盈，想象漂浮过程中的轻松感，可以对自己进行良性的心理暗示，使情绪得到放松。

优秀学生失眠机会更大

成绩优秀的学生，心理压力比成绩一般的学生更大，由此导致的失眠问题，以及因失眠而使人的情绪与性格发生改变也更令人担心。据不完全考证，在一些优秀中学，大多成绩优秀的学生都有着令人难以亲近的性格，这种性格的明显特征就是过度敏感。

越优秀压力越大

优秀生大都具有较强的自尊心和优越感，在班级里是一个特殊的群体。但是临近毕业或临近考试时，有些优秀生就会出现焦虑、脆弱、狂妄的异常心理现象，甚至可能会引发自闭、走极端等不良倾向。如果教师或家长做思想工作不及时或不到位，就有可能使他们功亏一篑、抱憾终生。

我们常会发现一些平时学习很优秀的孩子，在考试之前会出现特别暴躁的现象，脾气突然变得不好，常摔东西，还总是眼睛直勾勾地走神，嘴里嘟囔一些听不懂的话。到了晚上，他们总是选择继续攻读，但捧着书本坐到天大亮，也不一定会有学习效果。如果家长关心地询问几句，他们也爱理不理。这都是考前综合征的表现。

越是优秀的孩子，对自己的优秀项目越重视。他们中的大多数害怕失败，曾经的失败也会给他们的心理留下阴影。所以在每次考试之前，他们都会产生过重的心理负担，这样会导致性格逆转的情况出现。

比较严重的性格逆转，很可能会发展为抑郁症或焦虑症。这种症状的主要治疗方式除了药物之外，还包括必要的心理疏导。如果孩子得不到家里人的体谅与关心，不能将心中的郁气排解出去，任由其发展成抑郁症或焦虑症，将会给整个家庭带来终身的遗憾。

如何对优秀学生进行心理疏导

对优秀学生进行心理疏导，需要注意以下几点。

◎减轻学生的心理压力

家长和老师不要总是对成绩优秀的孩子表达很高的期

望，无论是语言还是态度，都不要表现得太过分。不要总是把成绩挂在嘴边上，每天唠叨自己对他的希望，或者唠叨他一路顺风成功无限的美好蓝图，更不要说什么全家都指望他出人头地之类的话。越是承受太多的期望，心理压力就会越大。近年来在大考期间自杀的孩子越来越多，甚至有的连考场都没进，几乎都是害怕不能承受这份期待所产生的强大悲观。

在高期望值的环境中学习，优秀学生对周围环境会十分敏感。他们不允许自己有任何失败，又害怕自己有任何失败，不希望别人总说对自己有什么期望，又害怕别人会看不起自己。所以他们心里总会有焦虑、急躁和脆弱存在，导致他们每天神经兮兮，吃不好，睡不着。这时一个小小的失败，哪怕是小考时的一道错题，都会让他们减少甚至丧失对自己的信心，后果很可怕。

所以，我们建议老师和家长能以平常的心态，至少是以平常的表现来对待这些优秀的孩子。语重心长的谈话少一点，考试的事说得少一点，分数强调得少一点，不要刻意地让他们陷在书山题海中不出来，甚至不要表现得太关注他。当然，你也许会担心用这种态度去对待他，会使他在学习方面出现松懈，影响前程。但是你要知道，作为一个成绩一贯优秀的学生，他们早已在一贯的成功中体验到了成功的乐趣，并且有了自己远大的目标。他们既然能比别人更顺利地消化知识，如果有正常的心态，他们同样能主宰自己的勤奋，不会因为别人的放松便自行放任自己。实际上，他们对自己的期待比你的期待更高，但是不要总把这些事摆出来讲个没完，还是让这些留在孩子心里，让他主动去轻松努力的好。

◎适当讲一些心理学知识

心理问题的出现是导致失眠的重要因素，适当地对学生传授一些心理学方面的知识，有助于学生正确调整自己的心理状态，对他的心理解压与失眠症状都有积极意义。这样可以轻松上阵，最大限度地发挥自己的潜能，而不是把自己禁锢在一个可怕的圈子里不能自拔。

俗话说，心病还需心药医，正确的心理疏导对孩子来说比什么都重要。当他处于压力之中时，别人过多的关心与关注，都会无形中增加他的压力。如果大人们能站在他们的角度，以他们的心理出发点去想想问题，体谅他们的心情，教他们找到一条自我救赎的路，那么对这些有着沉重心理负担的高分孩子来说则是十分重要的。

◎了解原因，对症下药

优秀孩子的心理问题虽然相对很集中，但成因却很多，我们只能说大多数是因为学习原因造成的，但这并非全部。老师和家长最好能及时了解孩子出现心理问题的原因，对症下药，耐心、细致、周到地帮助孩子走出困境，使他们重新快乐起来。

解除了压力才能使失眠症状得到改善，越是优秀学生越需要得到更多的关爱，希望每个优秀的学生都能拥有香甜的美梦，并拥有美好的未来。

睡前乱吃零食赶走睡眠

爱吃零食的人不在少数，青少年对于零食的热爱程度更为狂热。学生白天功课紧张压力大，晚自习过后常常会有饥饿感，所以他们经常会在晚上睡前吃一些零食，比如饼干、糖果等。但你知道吗？这些小小的零食对健康与睡眠的影响足以让人崩溃。

睡前乱吃零食的危害

睡前吃零食会导致肠胃负担过重、消化功能紊乱和营养不良等后果。如果吃零食后不注意清洁口腔，还会导致食物残渣留在口腔中，使细菌繁殖而出现蛀牙。即使吃过零食后刷牙，对舌根以后的部位也不起作用。人在入睡后，唾液分泌减少，不能对口腔起到冲洗作用；夜间唾液所含的溶菌酶比白天的含量低，杀菌能力减弱；夜间血液流动速度减慢，局部抵抗力降低。在这种种作用之下，舌后残留的细菌便有了作威作福的空间，甚至会通过口腔深处的一些互相关联的通道感染其他器官，如导致咽喉炎、副鼻窦炎等疾病。

睡前不加节制地大量吃零食，还会对睡眠造成严重影响。睡眠是大脑皮层充分休息、消除疲劳、恢复精力和体力的重要手段。由于消化工作的继续进行，大脑皮层会始终处于兴奋状态，迟迟不能恢复平静，而睡眠需要大脑皮层逐渐冷静下来之后才能顺利地进行，所以睡前乱吃零食会影响大脑休息，造成睡眠障碍，对神经系统的发育和睡眠的质量都有很大的影响。

睡前零食该如何吃

中国疾病预防控制中心营养与食品安全所和中国营养学会共同编制了《中国儿童青少年零食消费指南》，“指南”中指出，通过对中国居民的零食专项调查得出结论：零食可以为儿童青少年提供一定量的能量及营养素，科学、合理的消费零食，补充一日三餐所缺少的食物种类，是可以达到膳食平衡，促进其生长发育的。在这份“指南”中，将儿童青少年所喜欢的零食分为了三个等级，它们分别是：

（1）低脂、低盐、低糖类等可经常食用的零食。如：水煮蛋、无糖或低糖燕麦片、煮玉米、全麦面包、豆浆、炒黄豆、纯鲜牛奶、纯酸奶、大杏仁、松子、蒸或烤制的红薯、不加糖的鲜榨果汁、各类新鲜水果。这些零食每天都可以食用。

（2）中等量的脂肪、盐、糖类等可适当食用的零食。如：巧克力、牛肉干、松花蛋、火腿肠、酱鸭翅、肉脯、卤蛋、鱼片、蛋糕、月饼、怪味蚕豆、卤豆干、海苔片、苹果干、葡萄干、奶酪、奶片、琥珀核桃仁、盐焗腰果、地瓜干、果汁含量30%的果（蔬）饮料、乳酸饮料、鲜奶冰淇淋。这些零食每周可以吃1~2次。

（3）高糖、高盐、高脂肪类等限制食用的零食。如：棉花糖、奶糖、糖豆、软糖、水果糖、话梅糖、炸鸡块、膨化食品、巧克力派、奶油夹心饼干、方便面、奶油蛋糕、罐头、果脯、炼乳、炸薯片、可乐、冰激淋等。这些零食每周允许食用的次数不超过1次。

所有事物都具有两面性，零食也一样，只要选择正确，食用方式正确，零食也并非恐怖之源。从这一点我们可以理智地看待睡前的零食，并知道过量地、不加选择地大吃特吃零食，这对于睡眠乃至身体的健康是绝对有害的。但如果能够讲究一些科学方法，睡前吃零食也可以成为医治睡眠的良药。

睡前选用的零食最好含有可以促进睡眠的物质，比如有助于全身放松和令人沉静的物质。我们首推温牛奶、蜂蜜、香蕉、燕麦、土豆类的食物。

温牛奶可以为深夜体内钙质的吸收过程提供足够的钙，乳清蛋白能帮助燃烧脂肪，色氨酸能令人更为沉着，尤其是低脂原味牛奶，更有助于安全地促进睡眠。

蜂蜜有杀菌和解毒的作用，可以使全身的新陈代谢功能得到改善，还有排毒功效。它的糖分能尽快消除人体的疲劳，减轻空腹感，同时促进大脑停滞，并适时暗示大脑分泌一种神经传递素，有助于睡前放松，能起到促眠的作用。

香蕉是水果中的安眠药，它含有丰富的镁元素，可以让肌肉产生松驰感。睡前吃香蕉必须建立在晚餐清淡的基础上，如果晚餐吃得过于丰盛，就要尽量避免再进食香蕉，以免造成热量过剩。

燕麦的饱腹感较玉米、大米、全麦面包要高出一倍，所以不会造成进食过量。它所含丰富的N－乙酰－5－甲氧基色胺能促进睡眠。此外，燕麦片能诱使产生褪黑素，只用一小碗就可以促进睡眠。

土豆中含有淀粉，同样能起到消除疲劳、促进睡眠的作用。

需要注意的是，无论吃哪一种睡前零食来帮助睡眠，都不要在吃过零食后立刻上床睡觉，睡前零食和正式睡眠之间至少要有一小时左右的时间间隔，以免因为消化吸收工作没有完成或者造成膀胱充盈等原因，影响睡眠和身体的健康。

青少年睡好的5个计划

青少年的睡眠质量应该引起充分的重视。我们建议为青少年做好5个“睡好”计划，充分保障青少年的睡眠质量。

计划一：预防颈椎病

头、颈、肩、背、肢体等部位的疼痛多与颈椎病有关。颈椎病所导致的疼痛会使睡眠者出现睡眠障碍。由于颈椎病变对椎动脉所造成的压迫，以及动脉刺激所导致的痉挛，还会造成椎动脉血液循环障碍，从而导致睡眠过程中脑供血不足，并引起失眠症。此外，颈交感神经与颈椎及各组织器官都有着密切的关联，这其中也包括颅内器官，如果植物神经功能发生紊乱，也容易导致失眠。可见，颈椎病对睡眠的影响有多么巨大！

但是，由于青少年工作和学习压力较大，大多数人习惯于昼夜伏案劳作，很少参与体育锻炼，甚至有人伏案劳作时还伴有错误的坐姿，这一切导致颈椎病在青少年中的发病率越来越高。

为了拥有好的睡眠，预防颈椎病刻不容缓。青少年平时应该加强体育锻炼，并养成良好的坐姿，每隔20分钟左右要抬头仰视2~3分钟，每低头伏案半小时左右要起来活动一下全身，包括眼球和头部，以达到调整颈部肌肉与韧带舒缩的功能，增加颈部弹力。

计划二：补充性知识

由于对性知识的认识比较匮乏，或者对性有较为错误的理解，很多青少年会对自身的生理变化产生恐慌、厌恶、自责等负面情绪，甚至会养成自慰习惯。另外，由于我们的性教育一直以来都蒙有一层特殊色彩的面纱，许多成年人面对相关知识都谈之色变，对性知识一知半解的青少年更容易产生性罪恶心理，对于正常的生理性性冲动产生罪恶感，造成严重的心理负担，这也是导致失眠的原因之一。所以有必要让青少年接受正规性知识的补充学习，让他们对性有正确的认识，了解到自身反应的正常性，放下思想包袱。

计划三：缓解心理压力

由于工作或学习的紧张繁忙，以及亲人老师心里“泛滥成灾”的殷切期盼，再加上各种各样的精神压力，大多数青少年都经常处于精神紧张、心理压力过重的状态，导致青少年的睡眠状况越发令人担忧。

除了希望其他人能够减少相关的刺激之外，青少年自身也要学会平衡自我，并积极找到适合自己的解压方式，掌握自我缓解心理压力的能力。比如到僻静的地方大喊几声，或者对朋友或家人倾诉心声，在想哭的时候尽情地哭上一场，平时写写日记，找个时间逛逛街，睡前洗个舒适的热水澡，或听听舒缓的音乐等。

计划四：培养良好的作息习惯

青少年正处于身体生长发育期，需要充足而有规律的睡眠来保证身心的健康成长，使自己能以充沛的精力和饱满的热情投入到学习与工作中去。科学而有规律的作息习惯对青少年改善睡眠质量，摆脱失眠烦恼及维护身心健康都大有益处。

计划五：对病态睡眠现象早发现、早治疗

在夜间睡眠十分充足的情况下，如果白天仍昏昏欲睡，即便在热闹的场合中，常常会因为抵抗不住睡意而呼呼大睡，这是青少年周期性嗜睡症的明显特点。

患有这种睡病的男性人群比较多，发病的时候会整天昏昏欲睡、食欲不振。但神奇的是，患有这种病的人，往往会在持续一周左右的昏沉之后忽然“睡醒”，仿佛一夜之间变得精神大振、食欲大开，无论睡眠还是学习都毫无障碍，精神状态一切正常。但到了某一个同样的周期之后，又会旧病复发，循环发病，颇似女性的“例假”一样具有规律性。

造成这种问题的原因大多是下丘脑功能异常，也可能与下丘脑肿瘤、炎症或外伤等器质性病变有关。所以，青少年出现这类有规律性的嗜睡或多睡症状时，应该及早求助于医生进行检查，如确诊，要及时治疗。

音乐是最好的“催眠师”

音乐有规律的频率变化能对大脑皮层、下丘脑及边缘系统以及激素分泌都起到相应的作用，并能促进血液循环、胃肠蠕动和新陈代谢，使人的情绪体验和身体机能状态得到改变，从而改善人们的睡眠状况。所以睡前听一段清新高雅、节奏缓慢、情调悠然的音乐，能让人很快产生睡意，顺利进入到睡眠状态。

音乐是改善睡眠的“良药”

清代医学家吴尚先对改善睡眠和治疗失眠的方法做过深入的研究和分析，他曾说过：“七情之病，看花解闷，听曲消愁，有胜十服药也。”的确，音乐是改善睡眠的一帖“良药”，是既赏心又悦耳的“催眠师”。

临床实践同样证实了吴老先生的观点。据现代临床研究证实，患有神经衰弱、失眠或其他睡眠障碍的人，如能在睡前经常听些节奏舒缓的音乐，比如民乐或轻音乐，可通过音乐的节奏、旋律、音色、速度、力度等平稳放松其情绪，并起到镇静安眠的作用，有效改善睡眠质量。

音乐疗法有助于促进睡眠

药物治疗一直是失眠患者无奈的选择，大多数失眠者都希望能够通过自己的努力战胜失眠，所以非药物治疗失眠的方法越来越引起人们的重视，音乐疗法就是其中的一种。音乐疗法常被用来作为放松治疗的手段，通过舒缓的音乐让人全身放松、心情平缓，促进入睡。

通过音乐疗法促进睡眠，最好选择晚上临睡前的 1 ~ 2 小时左右，并根据个人习惯选择最舒服的卧姿，再根据个人的喜好与性格来选择适当的音乐。音量最好在 70 分贝以内，不要过大或过小，以个人感觉舒适为主。时间不要过长，以半小时到一小时之间为宜。听音乐时应该全心身投入，让思想随音乐飞舞，在音乐中寻求舒适的感受，并得到共鸣。

进行音乐治疗时，应尽量避免单一曲目，并注意周遭环境的和谐，尽量排除一切可能出现的干扰，这样有助于让自己全心身地投入其中，效果会更好。

失眠症患者如何正确听音乐

听音乐的时候，一些失眠症患者认为随便躺在床上听听自己喜欢的音乐就可以收到预想的效果。其实不是这样的，采取正确的操作程序很关键，具体做法如下：

（1）音乐疗法一般采用欣赏音乐、仔细聆听、欣赏音乐、诱导睡眠的四个过程。

（2）在准备进行音乐疗法时，失眠症患者要躺在既舒适、干净，又毫无干扰的床上，采取自己最喜欢的睡姿。另外，听音乐时使用耳机可以取得更好的效果。

（3）睡眠指导：失眠症患者首先采取仰卧的卧姿，四肢平伸，放松身心。正常呼吸10次后双眼向额部方向注视，凝视一点不动，持续做深呼吸（1分钟以上）。然后闭上眼睛，按照从头部到手脚部位的顺序，在心里念出部位名称和“放松”两字。念身体部位名称时作深呼吸，在念“放松”两字时，放松所指出的部位并缓缓呼气，根据念的速度进行吸气和呼气。

（4）选择音乐时不宜盲目，要选择和声简单、曲调和谐、旋律变化跳跃小、慢节奏的独奏曲或抒情音乐，其中以小提琴、钢琴独奏曲效果比较明显。这类音乐中心频谱大都在125～250赫兹之间，往往使人比较容易入睡。

音乐应“因人而异”

音乐疗法所选乐曲也需因人、因情而异。由于每个人的性格、音乐修养和乐曲爱好不同，应有针对性地选择不同的乐曲，并注重整体调节。下面我们针对特殊人群推荐一些相关的乐曲。

◎伴有青春焦虑症状的人

这类人应该选择旋律清丽高雅、节奏舒缓、情调悠然、风格典雅的乐曲，如《平湖秋月》、《雨打芭蕉》、《姑苏行》等。

其中，《平湖秋月》是一首轻音乐，又名《醉太平》，是一首赞美月夜西湖美景的佳作，曲调清新明快，旋律悠扬华美，用音乐描绘了一个平和静谧、素月幽静的西湖之夜，将整个西湖变成了一个波光闪烁的童话世界，让人不由得生出对大自然的无比热爱之情，同时对平和的生活产生无限憧憬。

◎性格抑郁的人

这类人应该选择旋律流畅优美、节奏明快、曲调欢乐的乐曲，如《百鸟朝凤》、《步步高》、《喜洋洋》等。

其中，《百鸟朝凤》是一首民间乐曲，它具有十分丰富的文化内涵，这首曲子的旋律热情明快，百鸟和鸣之声表现了大自然生机勃勃的美好景象，有着吉祥、幸福的寓意。

◎暴躁易怒的人

这类人应该选择旋律优美、恬静悦耳、节奏婉转的乐曲，如《春江花月夜》、《塞上曲》等。

其中，《塞上曲》是一首琵琶曲，描写王昭君对故国的思念之情，曲风缠绵，旋律委婉、柔美，感染力颇强。

◎严重失眠的患者

这类人应多听节奏少变、旋律缓慢、清幽典雅的乐曲，如《幽兰》、《梅花三弄》、《二泉映月》等。

其中，《幽兰》相传是孔子所作。据说是孔子周游列国时，因为得不到赏识，在途中见幽谷中茂盛的芳兰与杂草为伍，触发了怀才不遇之情，所以写下了这首曲子。尽管这首曲子是否真的是孔子所作，我们无从考证，但对于我们来说，更关注这首曲子的旋律所带给我们的美感。它那缓慢的节奏与婉转的力度，能让我们联想到空谷幽兰清雅素洁与静谧修远的意境，给人留下无限的暇想空间。

泡脚是最好的助眠方式

睡前泡脚是一个既能促眠又可美容的好习惯。因为人体从膝盖以下到脚底有许多重要穴道，常用温水泡脚能促进新陈代谢、加强体内循环。对于经常失眠的人来说，养成睡前泡脚的习惯，可以有效改善入睡困难、睡眠深度过浅等症状。

泡脚的好处与注意事项

◎泡脚的好处

如今睡前喜欢用热水泡脚的人越来越多，人们都愿意通过这种方式达到消除疲劳、改善睡眠的目的。

俗话说："养树需护根，养人需护脚。"人的足底有无数神经末梢与大脑相连，被称为"第二大脑"。睡前泡脚能扩张足部血管，并刺激足底神经，从而促进全身血液循环，并降低大脑兴奋度、抑制大脑皮层；还有消除全身的酸痛、困乏感，促使人产生强烈睡意的作用，能有效提高睡眠质量。

◎泡脚的注意事项

（1）晚饭后半小时内不能泡脚，避免血液大量流向下肢，影响肠胃消化功能，造成消化系统疾病。

（2）泡脚前最好喝一杯水，这样有利于促进新陈代谢，并及时补充体液。

（3）泡脚时水温不宜过高，以40℃～50℃左右为宜。

水温太高会破坏足部皮肤表面的皮脂膜，使角质层干燥甚至皲裂。还会使双脚血管过度扩张，导致体内血液更多地流向下肢，引起心、脑、肾脏等重要器官供血不足。对于患有心脑血管疾病的人来说，这无异于雪上加霜。此外，青少年正值身体发育期，如果经常用温度较高的热水泡脚，会使足底韧带因受热发生松弛、变形，诱发扁平足，不利于足弓发育。

糖尿病患者对水的温度也很敏感。过高的水温会使糖尿病患者并发周围神经病变，使末梢神经不能正常感知外界温度。在这种情况下，即使水温很高，他们也不能及时感觉到，很容易被烫伤。

此外，患有心血管疾病的患者，或脚冻伤者，也不宜用过热的水泡脚。

（4）泡脚水的水量最好没过踝关节，并随时续入热水，保证水温恒定。

（5）正确的泡脚时间应该控制在 10 ~ 20 分钟之间。因为泡脚时间过长会增加心脏负担，并促使更多血液涌向下肢，使人因脑供血不足而发生头晕甚至昏厥。

（6）泡脚时不能只泡不搓，否则无法更好地起到温通经脉、调和阴阳、通畅气机的作用。正确方法是，在泡脚的同时，用双手对足部进行搓揉，尤其是脚趾和脚心，一定要搓揉至发热才好。

（7）泡完脚后应该及时将脚擦干，并做好保暖。如果有周身出汗的现象，不能立刻外出，以免着凉。

（8）足跟痛、失眠、痛经、高血压等症的患者常会选用中药泡脚，泡脚时最好选用木盆或搪瓷盆，而金属盆和塑料盆之所以都不适合，除了容易损失药物的有效成分外，还有可能与中药中的某些物质发生化学反应，生成有害物质。

几种常见的泡脚方式

泡脚的好处有很多，它不仅能有效改善睡眠质量、治疗失眠症，还有经济、方便、实用的特点。每天临睡觉前，美美地泡一泡疲惫的双足，可以帮助我们轻松地进入睡眠，何乐而不为呢？

◎盐水泡脚

盐水泡脚能防脚气。泡脚时同时按摩涌泉穴，有助眠抗衰的作用。但有伤口的脚不能用盐水泡，否则会遭受“往伤口撒盐”的痛苦。

◎醋水泡脚

醋水泡脚能杀菌消炎、除脚臭，对脚气治疗有辅助作用。还可以增强血液循环、清除血液中的垃圾，起到解除疲劳、润肤祛湿的作用，并改善畏寒怕冷的症状。最重要的是，醋水泡脚能有效治疗睡眠障碍，如果能在泡脚的醋水中加入生姜，助眠效果更佳。

◎中药泡脚

选取当归 20 克、桃仁 20 克、红花 15 克、冬瓜仁 15 克，将所有材料用纱布袋包好并扎紧，放在烧水的器皿中，加入足够的清水先浸泡约 20 分钟后再加热，加热后倒入洗脚盆中，加冷水调和至适宜的温度，就可以泡脚了。按照这个配方来泡脚，可以起到润肤、保湿的作用，能让双脚皮肤变得柔软而有弹性。

另外，选取苦参 15 克、白矾 5 克、苍术 15 克、大黄 10 克、蛇床子 15 克，可以有效止痒、软化角质，也能改善因为天气湿热引起的脚部湿疹。

用酸枣仁 20 克、远志 20 克、合欢皮 10 克、朱砂 5 克煎水，每晚睡前用此水泡脚 20 分钟，对于重度失眠症患者有治疗作用。

助眠枕中乾坤大

很多失眠患者抱怨睡眠不好，总喜欢“睡不着觉怨床歪”，找出很多影响自己睡眠的理由，可是他们恰恰忽视了很重要的一点，那就是伴随了我们多年的枕头。很多事实证明，枕头的软硬高低都会影响睡眠质量。选择一款适合自己的健康的睡眠枕，可以有效地改善睡眠质量，长期使用可帮助缓解失眠症状。

枕之高低，关乎睡眠健康

“高枕无忧”，是文学色彩浓郁的形容词，在现实生活里，并不是每个人只要“高枕”就可以“无忧”了。一般来说，患有高血压、心脏病、哮喘的人需要睡高枕；患低血压、贫血的人需要睡低枕；而大多数人则需要高低适宜的枕头。

人体最柔软的部位无疑是颈部，高度不适宜的枕头会影响颈部肌肉的自然放松。睡眠专家明确指出：选用太硬、太软、回弹力强的枕头均会影响睡眠质量，令颈肌受损，出现失眠、打鼾、多梦、早醒、神经衰弱等睡眠问题，长期使用可能导致颈椎病。

对大多数人来说，枕头过高或过低都有可能影响睡眠质量，对身体健康不利。那么究竟选择多高的枕头才合适呢？有个习惯说法是：人枕高一拳，习惯侧睡的人枕高一拳半较为合适。

助眠枕真的有效吗

助眠枕和枕头大小相似，容易携带。不仅适用于床上睡眠，还适用于学生及公司职员在午间休息时趴在桌上使用，能有效预防趴在桌上睡觉可能对人体造成的不良影响。由于它用途广泛，睡眠专家对它给予了非常高的评价。具体来说，助眠枕有以下几方面功效。

◎入睡快

由于助眠枕中大多填充有能促进睡眠的物质，甚至连气味也有令人放松的作用，所以人可以在短时间内自然产生睡意，顺利进入睡眠状态。

◎促进深睡眠

经常处于浅睡状态的人，睡眠质量极差，利用睡眠根本不能恢复体力与精力。使用助眠枕可以使人顺利进入深睡眠，并且延长深睡眠时间，告别“夜半惊梦”等影响睡眠质量的睡眠状态。

◎携带方便

与荞麦壳等物填充的枕头相比，助眠枕重量较轻，更方便携带。比如带到工作场所，在午间休息时使用；或外出途中在长时间的候车、候机时使用，甚至在较长路途的乘车、乘机过程中休息时使用，这可以让人获得时间短而质量高的“打盹”，能有效恢复体力，提高工作及学习效率。

◎消除疲劳感

一个完整而完美的睡眠过程能够有效消除疲劳，使人身心放松。醒来后人会感觉周身轻松，疲劳感一扫而光，精力充沛，精神振奋。

◎缓解疾病

疾病总会让睡眠过程变得很痛苦，而无法充分休息又会使病情加重。拥有完整而完美的自然睡眠，对于疾病的治疗能起到较好的辅助作用。

第 5 章

为老年人打造一个睡得着的身体

人到老年时，身体和心理都会发生变化，经常遭受睡眠的“调戏”。不过老年人并不像青少年或上班族那样，容易受外界环境的影响而导致失眠，他们真的是因为“年纪大了”才会“睡不着”。这时为老人打造一个“睡得着”的身体就显得尤为重要。

老年人睡眠的特点和最佳时间

随着年龄的增长，人的睡眠能力会逐渐下降，睡眠时间也会逐渐缩短。所以说，老年人夜间睡眠时间短是一种正常的生理表现，不必为此忧心忡忡。

老年人的睡眠特点

睡眠的调控与发生是个主动调节的过程，也是大脑所特有的功能之一。由于脑功能的正常老化，睡眠－醒觉节律的调节受到影响，深睡眠愈来愈少，浅睡眠相对增加，所以老年人常会遇到以睡眠浅、有效睡眠时间缩短、醒觉次数增多、早睡早醒、入睡困难等表现为主的睡眠障碍。这与老年人的健康状况、生理变化等因素有着密切的联系。我们可以对老年人的睡眠特点做如下总结。

◎睡眠时间缩短

60～80 岁的健康老年人每天的总睡眠时间平均为6～6.5小时。

◎深睡眠期减少，浅睡眠期增多

60 岁以上老年人的深睡眠占总睡眠时间的比例还不到10%，75 岁以上老年人的深睡眠基本消失。所以说年龄越大睡眠越浅。

◎睡眠中途易醒

浅睡时间的比例逐渐增大使老年人在夜里更容易觉醒，所以一夜之间醒来多次是老年人常见的现象。再加上各种因素对老年人睡眠所造成的干扰，整夜的睡眠会被分割成若干个小块。

◎早睡早起

随着年龄的不断加大，老年人的生物钟周期越来越短，这是造成早睡早醒的重要原因。

年龄的不断增高使老年人的睡眠功能逐渐退化，睡眠减少、入睡困难等问题也就会随之发生，这是正常的生理变化。但由于缺乏必要的睡眠知识，很多老年人会对这些正常的衰老现象产生悲哀情绪，甚至认为自己患了失眠症，这是不正确的。我们应该帮助老年人调整好心态，了解自身的睡眠特点，适当调整自己的睡眠习惯，以获得充足的高品质睡眠。

老年人最佳睡眠时间为六小时

美国的佛里德曼教授对一大批有睡眠问题的老年人进行了研究。他把这些平均年龄为 69 岁的老年人分成甲乙两组，其中甲组被要求将原有的睡眠习惯改为晚睡早起，并减少在床上的睡眠时间，而乙组保持原来的习惯不变，不受任何限制。除睡眠之外，两组的老年人同时集中活动，一起做同样的运动和进行心理治疗。在 6 周以后，两组老年人的睡眠状况都有了改善，但甲组老年人的改善程度比乙组老年人更明显。结束了集中训练之后，这些老年人全部回归到了自由的生活，但佛里德曼教授接着对全体老年人的生活进行了长达 3 个月的随访，结果发现甲组老年人的睡眠状况依然良好，而乙组老年人睡眠效果却较集中期间下降很多。

这项研究得出了多项结论，其中比较重要的一项是“睡眠的时间并非越长越好，尤其是老年人，如果夜里能保证5小时的睡眠，中午能再有1小时的睡眠补充，就完全能保持一整天的良好状态，并坚持有规律的睡眠节奏”。所以，专家对于老年人每日的平均睡眠时间给出了6小时的建议。

另外，专家还建议老年人坦然面对睡眠随年龄增长而发生变化的现实，打消“长时间睡眠才算健康”的错误观念，不要把符合自己年龄特点的睡眠状况看做病态，甚至想方设法地去调整、医治。因为事实证明，对于大多数老年人来说，超过六小时的睡眠会使新陈代谢逐渐缓慢、血液循环活跃性降低、心脏跳动慢慢减弱、肌肉变松弛，整个身体将逐渐衰老。

老年人“觉少”是神经问题

老年人的生理特点决定了其睡眠时间相对年轻人较短、每日所需睡眠较年轻时减少。但“觉少”也要有限度，如果老年人的睡眠时间远远达不到6小时，并伴随出现许多因睡眠不足所导致的不良症状，就应该引起足够的重视。

都是“神经衰弱”惹的祸

神经衰弱是老年人中比较常见的一种疾病。老年人如果长期存在失眠、多梦、易醒，及情绪烦躁、易疲劳、萎靡不振、注意力不集中、记忆力下降等症状，很容易患上神经衰弱症，通常还会伴有心血管、胃肠道和泌尿生殖系统症状。

老年人失眠是神经衰弱的表现之一。这种病症不利于老年人的身心健康，长期的失眠会加速老年人神经细胞的衰亡速度，使各器官系统失调，并出现代谢紊乱。可以说，老年人神经衰弱引起的失眠等不适症状严重降低了其身体健康及生活质量。

治疗神经衰弱应以心理治疗为主

老年人的神经衰弱症最好以心理治疗为主，并配合日常饮食调理或药物治疗，其中心态的调整是关键。

引起老年人神经衰弱症的病因，大多与老年人性格中的消极倾向及负面情绪有关。因此在治疗时要着重引导老年人主动改变自己思想中的错误观念，并保持良好情绪，减轻心理负担。在这种基础上进行积极的治疗和正确的调整，才能逐步改善老年人的神经衰弱问题，并最终达到康复的目的。

但是，引导老年人主动改变不良的个性并不容易，如果老年人肯轻易改变自己的个性，就不会发展到神经衰弱的程度了。所以应该动员老年人的家人积极参与到我们的行列中来，用老年人能够接受的方式向其灌输正确的知识，帮助他建立正确的人生观，并提高心理素质。

帮助老年人培养良好的兴趣是改变其个性的方法之一，甚至可以说是一种“根源性”的方法。因为良好的兴趣有助于增强老年人的大脑功能、提高办事效率、增强信心、有效防治神经衰弱。而对任何事都缺乏兴趣的老年人很难全身心投入到活动之中，并且容易出现疲劳，如果勉强去做，还会使大脑功能受损，成为诱发神经衰弱的病因。

利用饮食调理神经衰弱

治疗神经衰弱时，饮食调理不容忽视。患有神经衰弱的老年人在食补时应该以平补为主，饮食不能油腻，晚餐要适量。在食物的选择上，应该选择具有宁心安神、促进睡眠作用的食物，如百合、桂圆、小麦、小米、桑葚、红枣、猪心、核桃、莲肉、牛奶、羊心等。胡椒、辣椒、葱蒜等辛辣刺激性强的食物要尽量避免。下面我们为大家介绍几种改善老年人神经衰弱症状的食疗配方。

◎胡萝卜炒雏鸡肉

材料：胡萝卜、雏鸡肉各适量，油、盐、淀粉等各少许。

做法：

（1）把胡萝卜去皮后洗净，切成小块备用。雏鸡肉洗净切片，用淀粉及其他调料拌匀后备用。

（2）锅内放油加热，投入拌好的鸡肉炒至将熟后盛出。

（3）锅内放油烧热，加入胡萝卜翻炒，并放少许清水略煮，最后倒入鸡肉同炒，炒熟调味即可。

◎腐竹拌芹菜

材料：水发腐竹、芹菜各适量，盐、味精、糖、香油各少许。

做法：

（1）水发腐竹洗净切段备用。注意发腐竹时水温以60℃～70℃为宜。芹菜去叶洗净切段备用。

（2）锅中放水烧开，同时放入芹菜和腐竹略焯，断生后捞入凉开水中降温，沥水装盆。

（3）将盐、味精、糖、香油分别放入盆中，与材料拌匀后装盘。

注意不要放酱油，酱油不仅会影响菜的品相，还会影响这道菜的口味。

◎葵花子粥

材料：粳米、生葵花子各100克，盐2克。

做法：

（1）将粳米淘洗干净，用冷水浸泡半小时后捞出沥水。

（2）将生葵花子去壳取仁。

（3）锅内放入冷水，投入葵花子仁和粳米，大火煮沸后转小火煮15分钟左右，加盐调味即可。

◎桂圆芡实粥

材料：桂圆肉、芡实各20克，粳米100克，酸枣仁15克。

做法：

（1）将粳米洗净，用冷水泡半小时后掏出沥水。其他各料洗净备用。

（2）将酸枣仁煎水，煎好后去渣留汁。

（3）将桂圆肉、芡实、粳米同时放入酸枣仁汁中，视汁水量添加适量清水，大火烧沸后转小火熬成粥，食用前调一些蜂蜜，每天早晚服用。

除上述食疗方外，我们特别向老年朋友推荐一种对治疗神经衰弱和失眠症十分有效的食物——猪蹄。猪蹄中富含甘氨酸，它能抑制脊髓运动神经元和中间神经元的兴奋性，减轻中枢神经的兴奋程度，积极促进对正常神经元功能活动的调整。

老年性疾病偷走了睡眠

腰腿疼、糖尿病、高血压、前列腺疾病等老年人常见病都会不同程度地减少老年人睡眠时间，老年性痴呆等神经系统疾病也会使老年人睡觉不安或失眠。另外，老人吃药治疗时，其中的一些药物也可能会存在导致睡眠障碍的副作用。

老年性疾病是干扰睡眠的“罪魁祸首”

老年人各器官功能普遍减退，易患多种疾病，这其中有很多疾病都会干扰睡眠，比如搔痒症、睡眠呼吸障碍、咳嗽、周期性腿动、喘息、疼痛、尿频等。如果想消除或减轻这些病症，需要服用多种药物，而有些药物还会影响睡眠。比如中枢兴奋剂利他林、苯丙胺、茶碱，抗帕金森药，降压药，以及镇静催眠、抗精神病药等长期服用骤停后会造成反跳性失眠的药物等。

老年人在患有慢性疾病或丧偶、退休以及身边无人照料的情况下，很容易产生心理焦虑或抑郁，这些负面的情绪都会导致睡眠障碍的出现。而睡眠障碍又会加重老年人烦躁、焦虑、抑郁等负面情绪，使老年人陷入“坏情绪－睡眠障碍－坏情绪”的怪圈中不能自拔，进一步影响他的心脑血管及其他器官功能性的稳定，还有并发冠心病、心律紊乱、脑血管病等疾病的可能。

此外，研究人员已经发现，睡眠呼吸暂停与心脑血管疾病、睡眠心律紊乱及睡眠猝死等都有直接的联系，睡眠呼吸暂停如果伴随出现低血氧症，会加重老年人脑功能和其他器官功能的损伤。

如何积极预防老年性疾病

减轻老年人失眠的痛苦，使每个人都享有良好的睡眠，除针对各种失眠病因的治疗外，还要对原发性疾病进行积极的治疗，不能私自滥用催眠药物。

另外，在全社会范围内开展睡眠知识普及工作，有助于提高老年人对睡眠障碍危害性的认识，并增强其自我保健意识，有效降低相关疾病的出现几率，这对于降低老年人睡眠障碍发生率具有积极的作用。让老年人适当接触睡眠保健知识，比如了解科学睡眠的重要条件、养成有助于睡眠的生活习惯、睡前的注意事项等，对于改善老年人的睡眠也有很大的帮助。

大多数患有睡眠障碍的老年人都同时患有多种器质性疾病，这需要老年人保持好的睡眠和卫生习惯，并接受正规的睡眠治疗，同时合理安排日间活动、适当参加体育锻炼。

在日常生活中适当参加户外活动，多参加老年人的集体性活动，经常保持乐观向上的精神风貌，有助于减少疾病的发生，延缓衰老速度，有利于提高老年人的睡眠质量。

但老年人要注意的是，如果发现睡眠问题，应该耐心进行治疗，而不是寄希望于做着虚假广告的保健品。

精神调养是治疗失眠最好的药

中医学认为，精神与形体的协调一致，是人体健康长寿的根本保证。精神调养是一种通过调节人的精神、情绪及心理活动以使身心健康的养生方法。精神的异常变化能够影响人体健康。因此，要想调节好睡眠状况、改善失眠症状，精神调养是最好的“调节剂”。

精神因素是诱发失眠的主要原因

诱发老年人失眠的因素有身体因素和精神因素两种。其中，身体因素大多是由于老年人的生理功能随着年龄的增长而逐渐退化，造成一些老年性易发疾病的出现，从而对睡眠造成影响。而精神因素则是由于老年人对自己的生活及身体现状产生悲观情绪，而这种悲观情绪又长期不能得到排解，导致了失眠症的出现。从这两种因素的形成原因来看，精神因素的可控性更强，对失眠的影响也最大。下面我们来具体探讨一下造成老年人失眠症的两种因素。

◎身体因素

高血压、脑溢血、脑梗塞、老年痴呆、震颤麻痹等老年性疾病大多是以动脉血管硬化为基础形成的。老年人脑动脉血管硬化的程度会随年龄的增长而逐年加重，脑部血流量也会随脑动脉血管硬化程度的加重而相应减少，从而引起脑代谢失调，并导致失眠症状的出现。

另外，老年人的肾气不足，膀胱无力，会导致夜尿频多，睡眠过程中的频繁起夜也会对老年人的睡眠造成影响。冠心病、肺心病、肺气肿、糖尿病、颈椎病等全身性疾病都会对老年人的睡眠造成严重影响。

因此，老年人出现不明原因的长期失眠时，应该去医院进行一次全面的身体检查，确定是否有这些疾病的存在，并从疾病本身入手对症治疗，以起到改善睡眠的作用。

◎精神因素

身体状况愈发大不如前，各种各样的大小疾病纷至沓来，这让老年人的心理承受能力面临巨大的挑战。当身体略有不适感觉时，老年人总会猜疑自己患了重病，有时听说其他老人患了什么病，就担心自己也有了什么病。如果这些忧虑的情绪经常停留在头脑中，那么晚上睡眠时就难以有平静的心情，以致不能顺利入睡。

远离工作岗位之后，老年人一时难以找到更好的精神寄托。想起年轻时的意气风发，老年人对目前的境遇既不适应，又不甘心，甚至看不惯年轻人的工作作风，这都会无形中增大心理压力。

有些老年人的家庭情况复杂，操心的事情很多；有的老年人本身爱操心，再小的事也会当做大事一样压在心上。老年人很容易产生悲观情绪，要操心的事太多，可能力又有限，心里着急，就会波及到心情；每当遇到不满意的事，自己又无力扭转时，便会产生伤感的情绪。

以上的种种问题都会使老年人产生烦闷、焦虑甚至抑郁的情绪。而这些情绪恰是导致失眠症的主要诱因。即使是遇到高兴事儿，如果事出突然，老年人也会因为过于兴奋而难以入眠。

失眠需“调心”

老年人的体力和智力随年龄的增长逐渐衰退，这是正常的生理现象。但强烈的落差感会让老年人感觉到无所适从，进而出现孤单、寂寞、焦虑、抑郁等情绪，这些异样的情绪不仅是失眠症的主要诱因，甚至也是导致老年人早亡的重要诱因之一。所以老年人想要改变失眠症状，应该首先从调节心态入手。

◎保持乐观的态度

老年人应该正视生理机能衰退的正常性，保持乐观豁达的态度，并通过饮食、起居等诸多方面的调养，努力延缓衰老的进程。

◎保持充实的生活

老年人应该积极地走出家门，多参加一些力所能及的家庭和社会劳动，不断培养广泛的兴趣，如养鸟种花、书法绘画、体育锻炼、跳舞唱歌等，让自己的晚年生活充实而有意义。不要让自己的生活过于单调，千万不能整日在家中孤坐、无所事事，或张家长李家短，每日传播一些邻里琐事。丰富的生活能让老年人顺利地摆脱孤独和寂寞，还能养心益智、增强体质、延缓衰老。

◎保持情绪的平和

老年人应该学会调整自己的情绪，对事要有平淡的心态，不要有大喜大悲的情绪落差。平时应多做些力所能及的活动，或适当进行体育锻炼。注意睡前不要与人谈论需要争辩或者费脑筋的话题，不要回忆不愉快的往事，同样避免情绪过于高兴或激动。如果自己的睡眠偶尔出现一些小问题，不要太担心，顺其自然。睡前在室内或室外安静处散散步或静坐一会儿，也有助于调整心理状态，促进睡眠。

◎关爱老年人的精神生活

老年人的精神调养除了自身的努力之外，同样离不开社会和家庭的帮助。家庭成员要积极为老年人排解心理压力，并支持老年人培养自己的兴趣爱好。社区要积极开展一些适合老年人参加的活动，为老年人开辟活动场所，让他们感受到自己被关注、被重视、被尊敬。对于患病的老年人，包括患有情绪性失眠症的老人，家庭成员要做好心理安慰工作，尽量减少不良心理因素对他们的干扰。

老人适当运动有助睡眠

有规律的运动可有效调节生物钟，并能影响体内多种激素的产生。这其中有一种叫做内啡肽的物质，它能起到比吗啡还强的镇静作用，可以有效助眠。对于经常饱受失眠困扰的老年人来说，每天进行适量的运动，不仅有利于强身健体，还有助于改善睡眠。

运动时间要讲究

适当的体育锻炼能有效帮助老年人入睡，并维持睡眠状态。

有调查结果表明，每天早上步行 1 小时，对于缓解失眠症状有惊人的效果，即使只是做一些伸展运动，也同样有助于睡眠的改善。如果老年人每周在早上运动的时间总计达到 3.5 ~4 小时，以往糟糕的睡眠状况就能够得到十分有效的缓解；如果每周在早上运动的时间总计不足 3 小时，对于睡眠状况的改善就起不到明显的效果。

老年人要想通过傍晚运动来改善睡眠，应该选择在 17∶00 ~19∶00 进行，运动强度要相对早上略小些，睡眠时间应该在傍晚运动过后的 2 ~3 小时。

运动方式要合理

老年人想要改善睡眠质量，应该选择一些可以经常进行的、强度相对较轻的规律性运动，比如打太极拳、做广播体操、打小球、散步等。游泳、骑自行车等运动方式能保持身体的灵活性、增强身体耗氧能力，但相对来讲技术性较强，需要逐步开始锻炼。

老年人在运动前要做几分钟的准备活动，比如一些轻柔的伸展运动，或者简单的体操动作，也可以轻快地步行，边走边摆动手臂。待身体得到舒展与放松后，再正式进行运动。

运动强度要适量

老年人运动时要注意掌握运动强度，以能够感受到适度的疲劳感为宜，一旦有气喘或乏力的情况出现，就要立即停止运动。

一般来讲，劳动强度可以根据老年人的体力水平来确定，中等体力者可坚持半小时左右，体力相对较好的老年人可以再适当增加半小时左右。以前锻炼较少的老年人不要一开始就进行长时间的运动，要循序渐进，待身体适应一个强度之后，再增加到一个稍高的强度。

养成良好的起居习惯

良好的起居习惯会使身体形成一种特定的规律性，对于改善睡眠质量、摆脱失眠困扰很有帮助。很多老年人意识不到这一点，尤其是患有失眠症的老年人，他们饱受失眠、多梦、易醒、睡眠时间减少、睡眠不深不熟等睡眠障碍症状的困扰，却总是找不到出路。所以我们建议老年人从养成良好的起居习惯入手。

适合自身的睡眠用品

老年人易患骨关节方面的疾病，所以要尽量避免睡棕绳床，最好选择木板床。被子、床单、枕头等最好选择纯棉面料，增强透气性及吸汗性。被子应以轻便柔软为宜；枕头宜有适度的弹性，比如木棉枕、稻草枕、蒲绒枕等。市场上有许多中药填充的枕头，有相关症状的老年人可根据自身情况加以选择，比如头痛目赤、肝火上炎者宜选用菊花药枕；心神不定、夜寐不宁者宜选用灯芯药枕；血压升高、面色潮红者宜选用夏枯草药枕；颈椎肥大者宜选用颈椎病药枕；夏季选择睡绿豆药枕，冬季选择睡肉桂药枕等。

正确的睡姿

老年人的睡姿最好选择右侧卧位，因为这种睡姿可以减轻心脏负荷，有利于肌肉组织松弛，可以有效消除疲劳，并帮助胃中残留的食物朝十二指肠方向推动。右侧卧位与仰卧姿式可以轮流使用，仰卧时要舒展四肢，并将身体伸直，切忌将双手压在胸部，也不要用手抱头，两腿不能交叉或弯曲，尽量做到全身心放松，使呼吸能够自然平和。

睡前避免进食

睡前吃东西，尤其是含脂肪较多的食物，会增加肠胃的负担，并造成横膈肌向上抬，使胸部受压，腹部胀满，这会造成入睡困难。即使进入睡眠状态，也会有多梦、说梦话等问题出现，要尽力避免。

睡前注意情绪

睡前过于兴奋会导致失眠多梦，所以老年人在睡觉前不能情绪波动过大，也不要喝浓茶或咖啡，不能看情节紧张的电视、电影或内容深奥的书籍，务求“精神内守”，不要过多牵挂其他事。

睡前泡脚可以引导气血下行，使人产生睡意，缩短睡眠准备时间，提高睡眠质量。泡脚时最好选择温水，如果条件允许，最好配合进行一下足底按摩，这有助于心肾相交，能促进阴阳合抱，使睡眠达到最佳境界。

老年人多有心虚神气不宁、气郁化火等症，在天气允许的情况下，每晚睡觉前还可以到户外空气清新的安静处所散步半小时左右，或者在睡前两小时左右练练太极拳、做做气功、按摩一下腰背肌肉，让全身心都得到有效的放松。

睡前适当静坐，散步或看慢节奏的电视、听舒缓的音乐等，能让身体逐渐恢复平静，所谓“静则生阴，阴盛则寐”，只有足够的放松，才会有最好的睡眠质量。

保证环境安静清洁

老年人入睡时要保证睡眠空间的安静、清洁与舒适。室内的温度要适中，睡前最好能开一会儿窗，让室内更换一下新鲜空气。睡觉时要关好门窗，不要睡在窗下或风口处。室内灯光要柔和暗淡，并保证室内或周遭安静无噪音。

养心食物可助眠

我国自古就有“药补不如食补”的说法，认为食物中有治疗一切疾病的秘方。选用适当的食疗方，能够发挥安神、镇静的功效，达到促进睡眠的效果，还能调节人体机能，促进身体健康。下面我们为老年人提供一些具有调节睡眠作用的汤饮，希望能够对老年人的睡眠障碍有所帮助。

◎酸枣仁汤

材料：酸枣仁 15 克。

做法：将酸枣仁捣碎，加水煎汁，煎好后去渣留汁。

用法：每晚睡前 1 小时饮用。

功效：抑制中枢神经系统，起到恒定的镇静作用。对因血虚引起的心烦不眠或心悸不安有效。

◎静心汤

材料：龙眼肉、川丹参各 15 克。

做法：将龙眼肉和川丹参入锅，加两碗水煎汁至半碗水量，去渣留汁。

用法：每晚睡前半小时饮用。

功效：有镇静效果，对心血虚衰的失眠者有效。

◎安神汤

材料：生百合 25 克，鸡蛋黄 1 个，冰糖少许。

做法：将生百合入锅蒸熟，加入 1 个蛋黄，放入 200 毫升水中搅匀，再放入少量冰糖，煮沸后再加入 50 毫升的水煮开。

用法：睡前1小时饮用。

功效：清新、镇静、安神，常饮能有效治疗失眠。

◎三味安眠汤

材料：酸枣仁15克，麦冬、志远各5克。

做法：将酸枣仁、麦冬、远志加入500毫升水中煎汁，煎成50毫升量。

用法：睡前饮用。

功效：宁心、安神、镇静，有催眠作用。

◎桂圆莲子汤

材料：桂圆、莲子各100克。

做法：将桂圆和莲子放入水中煮成汤。

用法：随时饮用。

功效：养心、宁神、健脾、补肾，对长期失眠的中老年人有效。

◎养心粥

材料：粳米100克，党参35克，去子红枣10枚，麦冬、茯神各10克，红糖少许。

做法：将粳米用冷水浸泡半小时后洗净沥干，把上述各料投入2000毫升的水中，煎至500毫升，去渣留汁，放入粳米煮成粥，粥成后加入红糖搅匀即可。

用法：早晚代餐食用。

功效：达养气血、安神助眠，对心悸、健忘、失眠、多梦等症有明显改善作用。

◎百合绿豆乳

材料：百合、绿豆各25克，冰糖、牛奶各少许。

做法：将百合与绿豆入水煮烂，放入冰糖调味即可。

用法：睡前食用，食用时加些牛奶搅匀。

功效：清新、除烦、镇静、促眠。

◎猪心枣仁汤

材料：猪心1个，酸枣仁、茯苓各15克，远志5克。

做法：将猪心切成两半，用水洗净后放入干净的锅内，再放入洗净的酸枣仁、茯苓、远志，加入适量清水，大火烧开后撇去浮沫，转小火炖至猪心熟透即可。

用法：每日一剂，吃心喝汤。

功效：补血养心、益肝宁神，对心肝血虚引起的心悸不宁、失眠多梦、记忆力减退等症有效。

◎天麻什锦饭

材料：天麻5克，粳米100克，鸡肉25克，竹笋、胡萝卜各50克，香菇、芋头各1个，酱油、料酒、白糖各少许。

做法：把粳米用冷水浸泡半小时后洗净沥干。将天麻在水中泡1小时左右，鸡肉切成碎末，竹笋和胡萝卜洗净切成小片，芋头去皮，与洗净的水发香菇一同切成细丝。将粳米放入锅中，加入各料及调味品，小火煮成稠饭。

用法：每天1次，中午或晚餐时代替主食。

功效：健脑强身、镇静安眠，能治疗头晕眼花、失眠多梦、神志健忘等症。

◎龙眼冰糖茶

材料：龙眼肉25克，冰糖10克。

做法：将龙眼肉洗净，与冰糖一同放入茶杯，冲入沸水，加盖略闷即可。

用法：每日一剂，冲入开水，随冲随饮，饮至最后将龙眼肉吃掉。

功效：补益心脾、安神益智，对思虑过度、精神不振、失眠多梦、心悸健忘等症有效。

◎远志枣仁粥

材料：远志15克，炒酸枣仁10克，粳米75克。

做法：将粳米在冷水中浸泡半小时，洗净后沥干，放入清水锅中，把洗净的远志、酸枣仁一同放入锅内，大火烧开，转小火煮成粥即可。

用法：当作晚餐食用。

功效：宁心安神、健脑益智，对老年人血虚所致的惊悸、失眠、健忘等症有效。

◎桂圆芡实粥

材料：桂圆、芡实各25克，糯米100克，酸枣仁20克，蜂蜜20克。

做法：将糯米、芡实分别洗净，放入盛有适量清水的锅中，加入桂圆，大火烧开后转小火煮25分钟左右，加入酸枣仁再煮20分钟即可。

用法：分早、晚两次服用，食前调入蜂蜜。

功效：健脑益智、益肾固精，对老年人神经衰弱、智力衰退、肝肾虚亏等症有效。

第 6 章

小宝宝也有睡眠问题

对小宝宝来说，睡眠非常重要。他们的身体在睡眠中成长，免疫能力在睡眠中提高，就连对这个陌生世界的最初认识也都是在睡眠过程中完成的。在大人们的印象中，小宝宝的睡眠应该是最简单的一件事，因为那几乎是他们的天性。但是，大人们或许并不知道，小宝宝也有睡眠问题。

哪些宝宝老睡不好

每个阶段的婴幼儿都会或多或少地出现夜里睡不好的情况。有关专家表示，宝宝的睡眠周期在出生后的六个月里尚未建立，导致夜间睡不安稳的原因多为生理情况；六个月以上的宝宝的睡眠周期会逐渐形成，则疾病因素是夜里睡不安稳的主要原因。

缺钙的宝宝睡不好

宝宝出现睡眠不安的情况时，很多父母会考虑到缺钙的因素。的确，缺钙是导致小宝宝睡觉不安稳的首要因素，它会引起大脑植物性神经兴奋性增高，导致夜惊、夜醒、夜间烦躁不安，使宝宝睡不安稳。解决方案很简单，经常给宝宝补充钙剂和维生素 D，并经常带宝宝晒太阳。

父母在平时应该对宝宝的发育情况多加观察，如果发现宝宝在非身材较胖的情况下动作发育有相对略重的迟缓，或乳牙萌出缓慢，甚至是出现方颅或 O 型腿的症状，就要怀疑缺钙或缺钙严重，甚至有患上佝偻症的可能。要及时带宝宝去医院进行微量元素的检测，并遵医嘱为宝宝进行钙剂补充。

穿盖太多的宝宝睡不好

年轻的父母总以为宝宝容易着凉，所以经常给宝宝穿盖过多过紧。比如每天晚上睡觉时，要给宝宝盖一层小被，还要在外面盖一层大被，甚至把宝宝放进棉睡袋之后，还要盖一床厚被；外出时，里三层外三层地为宝宝套很多件衣服，外面还要围上两层小被子——这种做法是不可取的。

其实小宝宝略凉一点没有关系，尤其是小男孩。俗语说“婴仔屁股三把火”，婴幼儿的新陈代谢率较大人高，太热会使他不舒服，也容易生病。宝宝本身散热能力差，容易流汗，如果室温较高，空气流通不好，又穿着睡袋，盖着小被子，宝宝会被热醒，醒后哭闹，影响睡眠。这时需要减少穿盖，原则上讲宝宝在室内需要的衣服件数跟大人一样，睡觉时再视室温盖上合适的被子即可。

喂养不当的宝宝睡不好

肚子太饿或吃得太饱都可能影响宝宝的睡眠质量。3 个月之内的宝宝经常会因饥饿而大声哭闹，当他躺在床上翻来覆去，并且一直出现吮手指的动作时，他是真的饿了想吃奶，或者想再多吃一点，这时需要马上为宝宝喂奶。有时因为天气干燥等原因，宝宝夜间可能会口渴，补喂一些水分就可以让他安静下来。

有些年轻的父母总是担心宝宝吃不饱，在宝宝睡觉前喂他很多食物，这种做法是不可取的。睡前吃太饱容易使胃肠在夜间负担过重，出现消化不良的症状，肯定会影响睡眠。建议睡前 1 小时少喂食物，适当的给宝宝喂一点奶，睡前最好让宝宝撒尿，以免夜间被尿憋醒。

出牙期的宝宝睡不好

宝宝出牙期间会有睡眠过程中易醒的表现，并有可能伴有发烧症状，甚至会因不舒服或者疼痛而表现烦躁。这时父母可以在食指尖包上干净的纱布，用温水浸湿后帮宝宝摩擦牙龈，或用乳牙刷帮他按摩牙床，宝宝很快就会安静下来。

身体不舒服的宝宝睡不好

夜晚，生病的宝宝往往是翻覆不宁的。比如宝宝腹胀，腹胀是婴幼儿经常会出现的症状，如果喝奶后没有打嗝排气，或睡前吃得过饱，小宝宝就会在睡眠过程中因腹胀醒来。大一点的婴儿如果睡前几小时内吃了一些难以消化的东西，也会导致夜间因腹胀而影响睡眠。这时通过按摩等方式帮助宝宝排气，并开始注意调整饮食即可。但有些腹胀是由于腹绞痛引起的，宝宝根本无法正常睡眠。这时的解决方案是用薄荷油帮宝宝按摩肚子，缓解一下症状，天亮后带他到医生那里开一些药。其他疾病也一样，都会影响到宝宝的睡眠，爸爸妈妈们应该视疾病的情况对宝宝进行正确的护理。

环境或情绪变化较大的宝宝睡不好

宝宝的神经系统发育尚不完善，抑制功能较弱。如果白天受到比较强的情绪刺激，或者晚上睡觉前进行过激烈的活动，就会使大脑持续处于兴奋状态，即使进入睡眠之后，兴奋也得不到迅速平复，这就会引发睡眠过程中的夜惊现象，宝宝会突然大哭大闹，就像做了噩梦。

同样是由于神经系统发育不完善的原因，一些仍在吃奶的宝宝常会随着年龄的成长越发难以自我调整。比如一些小宝宝在四五个月大时的睡眠质量甚至不如更小的时候好，因浅睡而醒来的次数越来越多。相对睡眠好的宝宝来说，尽管这样的小宝宝性格可能更外向、活跃和敏感，但由于自我调节能力差的原因，他们的心里更渴望爱抚，这时妈妈无疑是他们最大的安慰。

有些父母或保姆经常用老虎、大灰狼、妖魔鬼怪等可怕的东西来吓唬宝宝，使宝宝安静下来，乖乖入睡。甚至会用“再不听话就让警察来抓你”这样的句子来吓唬宝宝。就这种语言气氛来说，这会强烈刺激宝宝的神经系统，严重时宝宝根本不能入睡。

另外，环境的改变也会让宝宝睡眠不安。比如和父母一起外出，夜里不回家过夜；原来一直在父母的房间里睡觉，突然单独换进自己的房间；因为自己的房间进行了重新的粉刷或装修；换了新保姆，或者原来一直由爷爷奶奶照顾，现在刚刚回到自己家中，由父母亲自照顾；家里有自己以前不常见的人来做客。

不论是任何一种方式的改变都会影响到宝宝的情绪，但不论是高兴还是恐惧，这种情绪都会在宝宝的神经系统中做一段时间的停留，必然会影响到睡眠。所以家长应该注意不要让宝宝在睡前活动过多，避免其大脑兴奋性过高。当宝宝由于各种不适应的原因而出现睡眠问题时，更要保持耐心，尽量帮助他更快地适应新的环境和“同伴”。

夜里是宝宝身体分泌生长激素的重要时间，尽管短期的睡眠不稳一般不会影响生长发育，但是当睡眠不稳的问题持续数星期或一个月以上时，就会在一定程度上影响宝宝的身心健康，比如身高、体重的发育以及活动的热情及日常精神状态等。

不同年龄段宝宝的睡眠特点

不同年龄阶段的孩子所需要的睡眠时间都是不同的。有些宝宝会一次睡很久，有些宝宝则喜欢不时地打一个瞌睡。但在一般情况下，同一年龄段的宝宝大多都会有比较统一的睡眠特点。下面我们就具体分析一下宝宝的睡眠特点。

新生儿的睡眠特点

新生儿的大脑皮层兴奋性低，神经系统发育不完全，外界所有的刺激对新生儿来说都是比较强烈的。由于新生儿的神经系统功能活动较弱，在持续和重复的刺激下非常容易疲劳，让新生儿多睡一些觉，会使大脑皮层得到充分休息，有益于孩子的健康。

刚出生不久的小宝宝没有白天黑夜的概念，大多数新生儿一昼夜的睡眠时间为 18 ~ 20 个小时，以后随着大脑皮层的发育，睡眠时间会逐渐缩短。在睡眠状况下，宝宝可能会出现吸吮、抽动身体、大声呼吸甚至微笑等表现。

新生儿的睡眠周期比较混乱，每天 24 小时之中，宝宝时睡时醒，没有规律可循。每隔大约几十分钟到 3 个小时左右的时间，他会饥肠辘辘地醒来，并哭闹一会儿。在吃饱的情况下，几乎所有的时间都在睡眠状态中，年龄越小睡眠时间越长。

新生儿起初会不分昼夜地因饥饿需要吃奶，在通常情况下，许多新生儿都会在晚上劲头十足。但随着时间的一天天推移，每次夜间睡眠会逐渐比白天的睡眠时间长一些。大约六周以后，宝宝的睡眠模式才会开始出现规律性。

1 个月宝宝的睡眠特点

满月的宝宝一次可以睡的时间段明显延长，有时会达到五六个小时。宝宝的大部分睡眠时间会在晚上，期间会醒来吃奶，醒来的时间也比新生儿时期稍长一些，频率大约 3 ~ 4 次。尽管宝宝的生活逐渐有了一定的规律，但规律并不明显，也会经常发生变化。

6 个月宝宝的睡眠特点

6 个月宝宝的夜间平均睡眠时间约为 11 小时，上午和下午各小睡一次，每次大约 1 ~ 2 小时。6 个月以后，身体健康的宝宝可以一觉睡到天亮，渐渐地不再半夜醒来。这个时期的宝宝已经不需要凌晨时分找人说话或者夜间吃奶。

9 个月宝宝的睡眠特点

9 个月左右的婴儿出现睡眠问题是极为常见的。尽管在这之前的宝宝已经可以一直睡到天亮，但到了这个阶段，他却常会在半夜醒来，精神十足，并把所有的人都吵醒。这让很多父母十分头痛，觉得自己的宝宝突然不一样了。

其实这是一种正常现象。9 个月左右的宝宝通常会在白天睡两觉，两次小睡时间都是 1 ~ 2 小时，而夜间他也会像从前一样睡 11 ~ 12 小时。不同之处在于，宝宝每天夜里隔几小时便会醒来一次，更奇妙的是，当宝宝醒来以后，会记起亲近的人或物，会想念。比如，如果宝宝已经习惯了在妈妈的怀抱中或在摇篮里入睡，那么即便在夜晚浅睡中，也想要同样的待遇。他会在潜意识里认为，见不到的东西就不存在了，因为不想同妈妈分离，所以他总想迫使自己处于清醒状态，即使“不慎”入睡，也会不时地醒过来“检查”一番。这是心智水平的提高及自我意识的不断萌芽而导致的现象。

一岁半宝宝的睡眠特点

一岁半宝宝每天要睡 13 小时左右，这要比疲惫的妈妈们所希望的时间短一些。一岁半宝宝已经很淘气，生活对于他们来说越来越紧张有趣。随着自我意识的萌芽，尤其是动作发育到一定程度时，宝宝已经能控制自己的身体和部分的思想，这时他就会非常迫切地想要探索周遭的未知世界，并验证自己的能力，尝试着摆脱父母的控制，希望能由自己去控制一切。在这种情况下，睡觉当然就成了他最不愿意做的一件事。所以大多数宝宝这时会出现“入睡困难”的问题，让爸爸妈妈很头疼。

其实在这个时期，宝宝白天只睡一次就够了，但很多宝宝仍会被安排睡两次，这就导致夜间睡意来得晚一些，也意味着父母在晚上要少睡一会儿了。要想让一岁半左右的宝宝晚上睡得好，并且不影响大人的休息，必须合理安排他们白天的活动。如果宝宝在白天能够尽情地玩耍、游戏，并且不补充多余的睡眠，到了晚上，他们自然会有困倦的感觉，也自然会睡得香甜。

二三岁宝宝的睡眠特点

大多数两三岁的宝宝每天仍需要13小时左右的睡眠。一般情况下，宝宝会在晚上睡11～12小时，第二天下午再睡1～2小时。

其实，两三岁的宝宝每天都有着忙碌的生活。由于他的语言能力日渐提高，想象力日渐丰富，他所要探索的事情越来越多，活动积极性也就会越来越大。这一时间的睡眠质量通常取决于一天的活动或感受，比如活动时是否高兴、生活是否规律、身体是否舒服等。夜里睡觉时，每当进入浅睡状态，这一天的经历和情绪，甚至是身体的感受都会以做梦的形式表现出来。有时会是高兴的梦，宝宝在梦里咯咯笑个不停；有时会是不好的梦，宝宝在睡梦中大声哭泣。

学龄前宝宝的睡眠特点

五六岁宝宝每天的睡眠应该在11小时左右，但很多宝宝的睡眠远远不够。有些宝宝白天玩耍得很高兴，晚上迟迟不想睡，早上又早早地睁开眼睛继续玩耍，这些浓厚的“玩兴”让他们的睡眠出现严重不足。

到晚上，这一时期的宝宝总会就是否睡觉这一问题和爸妈斗智斗勇。随着心智水平不断提高，他已经不像以前那样只能听父母摆布，即使是不想睡，也只是不闭上眼睛而已。这一时期的宝宝开始试着和爸妈“讨价还价”，并试图赢得不睡觉的权利，年轻的父母们要注意这一点，千万不要让他养成这种要挟人的习惯。

值得欣慰的是，五六岁宝宝已经具备了自我调节能力，在夜间睡眠过程中即使因为各种原因中途醒来，也能让自己重新入睡。做过的一些比较特殊的梦，宝宝也会记得很清楚，甚至能形象地描述给大人听。

专家曾很无奈地说：“睡眠不好的孩子，想要长高有些难……”可见睡眠问题对于孩子的成长是一件大事，需要家长特别关注。

疾病让宝宝睡不着

有些宝宝在睡眠中或睡醒后常会出现各种异常的表现，这些异常现象有时是在向父母发出他将要或已经患了某些疾病的警告。但很多父母对此感到茫然或无所适从，甚至忽视了孩子的表现，以至错过处理的最佳时机。

内热或缺钙

宝宝夜间出汗并非什么稀奇事儿，但如果出的汗特别多，甚至是大汗淋漓，这就要引起注意了。

人们常说“盗汗不停，内热不清，欲除盗汗，必清其热”。引起宝宝夜间盗汗的原因有很多，但大多是出现内热。内热有阴虚内热和脾胃积热之分，这两种内热都会将体内津液逼出，造成睡眠时大量流汗。

缺钙的孩子也会在夜间出现大汗淋漓的状况。首先要注意观察宝宝是否有枕秃、四方头、出牙晚、囟门关闭过迟等问题，同时观察是否伴有睡眠不稳、夜惊、夜间出汗多等现象，如果这些症状大多数具备，应该怀疑有因缺钙导致佝偻病的可能。遇到这种情况，要及时求助医生，在医生的指导下为孩子补充钙质。

发烧前兆

有的宝宝在睡前会比较烦燥，入睡后出现呼吸急促、面颊发红、脉搏增快、全身干涩的症状，应该怀疑是发烧的前兆。在未出现明显的发烧体温之前，要注意为孩子补充水分，并随时测量体温。如果体温过高，要及时采用温水擦身等物理降温的方式，并注意防止擦身过程中着凉。必要时，可以让孩子服用一些常用的退烧药。如果多种方法均不能成功降温，应该及时求助于医生。

耳病或皮肤病

有的孩子在睡眠过程中常常哭闹，并伴有摇头、抓耳的动作，应该怀疑中耳炎、外耳道炎等耳病或湿疹等皮肤病。患有这些疾病时，宝宝会时常感觉奇痒难忍，即使在睡梦中也会出现强烈的搔痒欲望。由于宝宝还不能够自己搔痒，所以他可能会用其他办法来解决，比如使劲蠕动身子、在床单上蹭或者使劲儿转头在枕头上蹭等。如果这些办法都不行，他就会很着急，直到急得烦躁不安，甚至令人莫名其妙地哇哇大哭。如果孩子出现这些举动，爸爸妈妈要及时对宝宝的皮肤和耳朵进行检查，看皮肤是否出现红点，耳道是否有红肿，发现类似问题，要引起重视。

耳喉疾病

有的孩子在睡眠过程中偶尔会有身体抖动，但次数极少，这无需惊慌，原因大多是白天过度疲惫，或者是梦境中的一些反应。

孩子在睡觉过程中听到比较大的响动出现身体抖动，这也是十分正常的。但如果孩子在听到较大的响动时毫无反应，经过反复测试之后仍旧是这样，而且平时有异常嗜睡的问题，就有必要对孩子的听力进行一番确认了，因为在耳聋的情况下，极有可能出现类似问题。

另外，孩子如果有面容呆笨、鼻梁宽平的相貌，并且在仰睡时习惯性呈张口呼吸状，并且有较大的鼾声，要怀疑扁桃体肥大。

由睡觉磨牙而发现的疾病

有的宝宝在睡眠过程中，口中会出现咀嚼的动作。很多父母怀疑孩子患了蛔虫病，认为孩子的身体里有虫了。其实这只是多种诱因中的一种。

睡觉过程中出现咀嚼甚至是磨牙的原因有很多，有些是正常现象，比如白天精神过度紧张或玩耍过度，导致大脑皮层在夜里仍处于兴奋状态；或者是在梦境中遭遇惊恐、生气或饥饿的情绪。

但也有疾病的原因会造成这种问题。比如我们刚刚说到的蛔虫病；也可能是因为牙龈炎、牙周炎、牙槽脓肿等口腔疾病产生的疼痛或酸胀刺激导致的动作；还有可能是晚餐吃得过饱，或晚餐后立即上床睡觉造成的胃肠神经刺激，引起反射性大脑皮层兴奋性提高的原因，如果长期用这种方式安排晚餐，会使孩子患上胃肠疾病，更加影响睡眠。

夜间惊恐症

有的孩子在睡眠过程中会突然大声哭叫，在排除其他疾病因素之后，要怀疑孩子出现了夜间惊恐症。这主要是由白天受到不良情绪刺激，或者过度劳累造成的。另外，很多人在哄孩子睡觉的时候，喜欢用一些可怕的形象将孩子吓睡，这也是造成夜间惊恐症的原因之一。所以父母平时要注意让孩子在白天和睡觉前保持安静愉快的情绪，不要总是让他害怕。

害怕容易导致孩子“失眠”

成年人失眠的因素多种多样，其中心理因素占主导作用，但没有任何负担的小宝宝为什么也会失眠呢？事实上，大多数宝宝之所以出现失眠问题，都与“害怕”有一定关系。

不睡的宝宝怕什么

不睡的宝宝到底怕什么呢？主要有以下几个原因。

◎害怕失去玩耍的机会

宝宝学会走路，并初次体验到控制自己身体的奇妙感觉之后，便每时每刻都想体验这种乐趣，并极力想摆脱家长的束缚。当夜晚降临时，宝宝仍然玩心未尽，父母当然不会同意。宝宝不愿意放弃玩耍，并且害怕自己以后都不能继续玩儿了，所以就会用各种方法来抗拒，想要尽量推迟甚至是躲避睡觉，比如哭闹、发脾气等。如果被强行带上床，他会一直感觉到恐惧和委屈。

◎害怕与爸爸妈妈分离

宝宝不睡觉的另一个原因是依赖父母。父母是宝宝最信赖的人。与父母分离会让他感觉烦躁和担忧，失去安全感，即使是睡觉这样短暂的“分离”也无法接受，所以他会一直坚持着不让自己入睡，生怕睡着后父母就会离开。比如有些父母白天离开宝宝去上班，导致宝宝一天的情绪低落，下午回家后，由于担心父母再离开，宝宝便会对父母特别纠缠依恋，到了睡觉的时间，他也不想入睡。还有些父母常在宝宝睡着后悄悄离开，一旦宝宝醒来后看不到父母在身边，甚至一连好几天父母都不回来，他的恐惧感就会越来越强。所以当父母在身边时，宝宝对睡觉的排斥感同样会越来越强。

◎害怕新事物

宝宝处在自己所熟悉的环境与人群中才会有安全感，比如他习惯于固定的生活环境、固定的家人陪伴、固定的生活规律等。如果这些固定的"习惯"发生了改变，他就会感觉到不适应，并丧失安全感。比如重新装修房间、换了房间、搬了新家等。当他的陪伴者忽然发生改变时，他也会产生强烈的恐惧感。

◎害怕恐怖的角色或情节

"再不睡大灰狼就来吃小孩啦"，这是一种传统的哄睡方式。当然大灰狼的角色还可以被其他角色替代，吃小孩这个情节也会被其他情节替代，但归根结底都是让宝宝因为害怕而不敢在睡前"造次"。

遗憾的是，即使这种方式能够让宝宝安安静静地躺在床上，却不一定能让宝宝顺利地进入睡眠。即使是进入睡眠的孩子也有做噩梦的可能，而另外一些孩子却会因为害怕这种事真的会发生而不敢入睡。所以现代家长应该抛弃这种方式。

恐怖的角色或情节还有可能出自白天看过的某些场景，比如恐怖故事、恐怖事件等，也有可能是晚上睡前和家人一起看电视节目时，对某些情节或某个角色感觉到害怕造成的。因此，父母要尽量避免让孩子接触到这些会产生恐惧的情景。

宝宝失眠的危害

生物学上讲，生长激素是以脉冲形式在睡眠周期里面分泌出来的。所以宝宝的身体在每个睡眠周期里都能得到快速的成长。日常生活中，经常有宝宝因为睡眠质量差或睡眠不规律的原因，出现食欲不振、情绪不佳等问题，久而久之，就会发现身高和体重的增长速度缓慢或停滞。可以说，睡眠对宝宝的生长发育具有非常直接的作用，失眠会影响宝宝的身心成长。

◎睡眠无规律

夜间失眠的宝宝常表现为不能入睡，或时睡时醒、不能进入深睡眠、睡眠质量低下等。由于夜间睡眠不足，白天时宝宝会有昏昏欲睡的表现，还有可能会在白天正式地睡一觉。由于白天大睡了一场，当夜晚再次来临时，睡意早就无影无踪了……这会让宝宝的正常睡眠失去规律性，影响他的正常生活。

◎降低抗病力，影响身体发育

睡眠质量不好，会造成持续疲劳和进攻性、应激性的爆发，并阻碍宝宝身体免疫系统功能的发育，降低身体免疫力与抗病能力，提高宝宝的患病率。

《黄帝内经》中有言："正气存内，邪不可干。"正气是指人的抗病能力，意思是说如果人的抵抗力足够强大，疾病便无法影响你的身体健康。而长时间持续低质量睡眠，会直接降低宝宝的身体抵抗力，使疾病更容易乘虚而入。

此外，宝宝体内的生长激素，只有在睡眠的时候才能旺盛分泌，它的作用是促进全身各组织，特别是骨骼的生长。如果睡眠不足，宝宝就会因为缺乏生长激素的作用，出现精神不振、食欲差、营养吸收不足等问题，导致个子矮小、体重过轻、智力下降等令人苦恼的后果。

“烦躁”让宝宝睡不着

小宝宝白天玩耍饮食都正常，可一到了晚上就烦躁不安，大声哭闹不止，说什么也不睡觉，大家习惯将这样的孩子称为“夜啼郎”，这种现象在婴儿期较为常见。宝宝睡前烦燥的原因有很多，比较常见的是身体不舒服或睡前太兴奋，也有过于娇惯的原因存在。

睡前太兴奋

有些父母平时比较忙碌，下班后又忙于家务，很少有时间和孩子一起玩耍，所以就把睡前这一段时间当成了亲子时间，和孩子做游戏、玩闹，皆大欢喜一番。但我们却并不赞成这种做法。

把睡前时间当做亲子时间，用来陪伴孩子，这种出发点是非常好的，但是要考虑到，睡前过于兴奋，如果大脑皮层兴奋度不能及时下降，那么孩子就很难有好的睡眠。

所以父母应该换一种方式来利用这个亲子时间，可以选择比较安静的沟通方式，让宝宝在这段时间能静下来心，使大脑皮层渐渐恢复平静。如果这时再上床睡觉，就会比平时顺利许多。

睡前可以选择的亲子方式包括：为宝宝哼唱歌曲、讲简单温馨的小故事、和宝宝一起听一些舒缓的音乐等，甚至还可以到户外安静的处所散散步。有爸爸妈妈在身边陪伴，宝宝的满足感与安全感会大大提高，并不需要激烈的游戏来证明这一点。

身体不适

晚餐吃得过饱、吃过晚餐后立刻睡觉，这时宝宝胃中会存有大量积食，久而久之会造成消化不良。宝宝很清楚自己哪里不舒服，当他感觉到自己的胃肠有不适感的时候，就会以烦燥的情绪表现出来。

另外，如果是比较小的宝宝出现睡前烦燥的现象，父母要注意为孩子检查是否有尿床、内衣太紧或太硬等问题，或确认是否有腹痛、因着凉或呼吸道感染导致的鼻塞、发烧等症状。缺钙也会造成大脑和植物性神经兴奋性增加，造成睡前烦燥。

如果宝宝内热比较重，有上火现象，睡前也会烦燥不安。比如有便秘的宝宝，平时大便次数较少，并且又干又硬，所以在睡前就很容易表现出烦燥。

食物排斥

这种原因常出现在小宝宝身上，多与人工哺育的宝宝或刚刚断奶的宝宝有关。因为这些宝宝都不可避免的要接触配方奶粉，有的宝宝对目前选用的奶粉口味有排斥感，或身体对于这种奶粉的成分有不耐受性，所以就会产生烦燥情绪，可以考虑改换其他品牌的奶粉。

另外，喝配方奶粉的宝宝很容易产生肠气。小肚子里面咕噜咕噜的感觉会让宝宝烦燥不安，所以让宝宝喝奶前，最好比前期略为多加一些水，喂奶时最好能将奶瓶倾斜 45 度角，这样能最大限度地减少进入宝宝体内的多余气体。

过于娇惯

父母平时对宝宝过于娇惯，每次睡觉时总使用不正确的方法哄其入睡，比如抱在怀里睡、抱着在地上遛来遛去直到睡着为止，这些都会让宝宝养成不好的睡眠习惯。如果下次哄他睡觉前不采用这些方式，他就会难以接受，表现出烦燥情绪。即使是因为过度困倦勉强睡着，也总是处于浅睡状态，并不时发出轻微的哭闹。

父母首先不要让宝宝养成这样的入睡习惯。如果已经出现这个问题，就有必要进行改正。正确做法是，适当减少白天的睡眠时间，如果宝宝没有困倦感，就不要强迫他睡觉。夜晚来临时，要通过轻抚、轻拍或哼唱等方式引导宝宝渐渐地安静下来，安然进入梦乡。在转折期，宝宝肯定不愿意接受这种方法，但父母要有足够的耐心，坚持不懈地帮助宝宝渐渐养成主动睡眠的习惯。

要培养宝宝良好的睡眠习惯

睡眠习惯是后天培养形成的。那些主动入睡的孩子并非先天就有这样的习惯，所以那些不喜欢或者不能主动入睡的孩子也并非另类，这需要父母抓住契机，从小培养。

留意宝宝犯困的迹象

小宝宝想睡觉时会有眼神迷离的表现，情绪会变得很烦躁，并且总会大声哭闹，这是向父母宣布他要睡觉了。这种情况大多出现在吃完奶后，如果此时继续逗他，就会发现宝宝的反应不那么灵敏，并且哭得更加厉害，这时父母应该意识到宝宝已经累了或困了。

另外，宝宝想睡觉时，除了烦躁哭闹，还会伴有许多小动作，比如揉眼睛、抓耳朵等等，这都是很好的信号。而那些咿咿呀呀地“说话”、咯咯地笑、手舞足蹈等表现是吃饱睡足后才会有的。

为宝宝制定良好的睡眠习惯

良好的睡眠习惯是能独立地在固定时间内上床，并顺利入睡，不依赖任何安慰，无论是人还是物，早上能自动醒来，每天中午能午睡 1 ~2 小时。

培养宝宝主动睡眠的习惯必须趁早，最好在半岁之前就基本养成。从宝宝出生后离开医院回到家里开始，就应该开始培养他的各种习惯。那么该如何培养呢？以下几条建议供大家参考。

◎睡前为宝宝做好放松

睡前要帮助宝宝做好口腔清洁，洗澡、换干爽柔软宽松的衣服，注意预防着凉。另外，最好帮宝宝进行简单舒适的睡前按摩，同时在房间中播放一些旋律比较舒缓的轻音乐或催眠曲。而对稍大些的宝宝，睡前可以讲一些内容简单美好的故事，切记不要讲紧张刺激的故事，或让宝宝看紧张刺激的画面，防止入睡时宝宝的大脑无法及时安静下来，或因为恐惧而无法入睡。总之，要让宝宝以身心绝对舒服的姿态进入睡眠。

◎不要就是否睡觉与孩子“扯皮”

在某一段时间，宝宝会出现晚上不想睡觉的问题，还会用各种方式耍赖，甚至和父母“讨价还价”。这种时候，父母对他的“挑衅”不要接招，既不要顺从，也不要剑拔弩张地做对。正确做法是用温柔的态度、舒缓的语气表达自己坚定的态度，这样既可以不让宝宝的精神过度紧张，也可以让他明白他的要求和他所选择的方式都不可能得到赞同。

◎不要让孩子白天睡太多

不同年龄的宝宝每天需要的睡眠都是有限的，不能让他白天睡起来没完没了，并尽量避免宝宝下午四五点钟之后再睡觉。这样可以保证宝宝白天体力的消耗程度，促使他夜晚产生正常的睡意。

◎坚持良好的睡眠习惯

良好的睡眠习惯包括很多内容，比如按时睡觉。睡前做好个人卫生、排空小便、晚上睡觉时要关灯、白天睡觉时最好拉上窗帘、睡醒后按时起床。

另外，不要强行改变宝宝睡姿，只要他睡得舒服，并且没有疾病原因或其他不适感，就不要过多地干涉。但是如果宝宝保持一种睡眠姿势的时间过久，比如长时间趴着睡，可以帮助他变换一下姿势。

当宝宝出现睡眠不安的问题时，不要每次都抱起来又拍又哄，这很容易让他养成不好的睡眠依赖习惯。睡眠不安常与睡前的饮食有关，也可能是衣服不舒服，或者床铺不舒服，这需要第一时间进行排查。偶然出现的睡眠不安也可能与白天的经历有关，比如白天有情绪上的大变动，或者是受到了惊吓，父母要有心理准备，夜间宝宝出现睡眠不安时，能够第一时间想到原因，这时可以拍一拍，哄一哄，安慰一下。哄一次不要紧，争取下次不要再发生类似的事情，不要每次都抱着拍哄，哄过后却不去解决问题。疾病也会使宝宝出现睡眠不安，这是由于疾病带来的痛苦感造成的，需要进行有针对性的处理，并积极治疗。

正确的睡眠规律需要长期坚持，不能朝令夕改。不能周一到周五一直让宝宝保持固定的睡眠规律，而周六和周日却因为丰富的假日活动，父母就不再帮孩子坚持正确的睡眠规律。父母要求的反复无常最不利于孩子养成良好的习惯。

宝宝睡觉不怕吵

正常的生活声音对宝宝的成长非常重要。因为宝宝听力的发育需要通过耳朵不断捕捉与分辨声音来获得。

宝宝睡觉时大人不必轻手轻脚

自从宝宝降生那天开始，很多父母就尽量地不发出太多的声音，怕吓到孩子。这是没有必要的。

专家表示，宝宝处于睡眠状态时，家长偶有些动静，是不会对宝宝造成影响的。父母在房间里说话不必悄声细气，走动也不用蹑手蹑脚，一个略有噪音的环境，有利于帮助宝宝养成睡觉不怕打扰的好习惯。

宝宝的睡眠完全可以和大人的正常活动互不打扰，无论婴儿还是儿童，只要平日习惯了家里的一般嘈杂声和说话声，就可以做到在睡眠时，大人们该干什么干什么，说话声、电视音量平时多大还是多大。即使有客人来访谈笑，或收音机、电视机打开着，甚至有人走进他的卧室，床上小宝宝也确实表现出不怕打扰的样子，仍然睡得很香。

所以，从孩子出生开始，家长就没有必要刻意地创造无声环境，要让孩子养成不怕吵的习惯，即使是睡觉的时候，宝宝也不会怕家里人发出的正常声音。

影响宝宝最大的声音

世界卫生组织的研究表明，当室内噪音超过30分贝时，会直接干扰人的正常睡眠。如果连续在70分贝以上的噪音环境中生活，不仅会出现耳痛、耳鸣和听力下降等耳部不适，整个身体的健康都会受到影响。长期在80分贝以上的噪音环境中生活，造成耳聋者可达50%。

对儿童影响最大的声音是高频和低频，比如很尖锐的声音和很低沉声音等。噪声对婴幼儿的危害尤其明显，甚至会直接影响婴幼儿的生长发育。经常处于嘈杂环境中的婴儿，听力和智力都会受损。

噪音对宝宝的视力也有负面影响。90分贝的噪音会导致视网膜中的视杆细胞区别光亮度敏感性开始下降，识别弱光的时间也相对延长；95分贝的噪音会使近一半的人双眼瞳孔放大；高达115分贝的噪音发生时，宝宝眼睛对光亮的适应性降低为20%。

不仅如此，噪声还可损伤神经系统、心血管系统等。长期生活在噪声中，会使宝宝萎靡不振，并出现烦躁情绪，影响睡眠，阻碍正常的生长发育。

尽管日常生活中的正常声音不会对宝宝产生太大影响，但是父母也应该特别注意，不要在家里制造过大、过于尖锐或过于低沉的声音。如果户外环境长期比较嘈杂，一定要做好隔音措施，避免让宝宝长期生活在嘈杂声中。

第 7 章

更年期遇到的睡眠问题

步入更年期的不少中年人被睡眠问题困扰着，但是却因为不了解人体生理变化的奥秘，以致对睡眠障碍束手无策，最后逐渐变得屈从甚至麻木。

更年期时睡眠的10大禁忌

更年期是指女性45～55岁（绝经期），男性55～65岁的年龄阶段。在这个时期，人体的新陈代谢功能、内分泌功能，特别是性腺功能逐渐向衰老过渡，并处于一种非常不稳定阶段，这样便很容易在外部因素的影响下使内环境的平衡失调，导致失眠。

充分合理的睡眠对于处于更年期的人们来说，显得十分重要。那么，究竟怎么做才算是拥有合理的睡眠？综合起来有以下十大禁忌。

禁忌1：临睡前进食

当人进入睡眠状态后，机体部分器官的活动便开始放缓，进入休息状态。如果临睡觉前吃东西，则肠胃等器官又被迫忙碌起来，这不仅加重了这些器官的负担，也使其他器官在本该休息的时间不能休息。同时大脑皮层中主管消化系统的功能区也兴奋起来，造成人们在入睡后常常做噩梦。如果是晚上吃饭太早，睡觉前感到饥饿的话，可以少吃一点儿点心或者香蕉、苹果等水果，但吃完后，至少要休息半个小时才能睡觉。

禁忌2：睡前用脑

如果晚上有工作任务或学习任务的话，可以先做比较费脑筋的事，后做比较轻松的事，以便放松大脑，这样更容易入睡。否则，如果脑子处于兴奋状态的话，即便躺在床上，也难以入睡，时间长了还容易形成失眠症。

禁忌3：睡前激动

人的喜、怒、哀、乐、惧等七情六欲都会引起大脑神经中枢的兴奋，使人难以入睡甚至失眠，因此睡前要避免大喜大怒，要保持情绪的平稳。如果人们由于精神过度紧张或兴奋难以入睡，可以采取仰卧的姿势，双手放在脐下，全身放松，几分钟后便会进入梦乡。

禁忌4：睡前说话

俗话说："食不言，睡不语。"这是因为人在说话的时候，大脑很容易兴奋起来，思想也变得活跃起来，从而影响睡眠。因此，处于更年期时睡觉前不宜说过多的话。

禁忌5：仰面而睡

睡眠以向右侧身为最佳睡眠姿势，这样全身的骨骼和肌肉会处于自然放松的状态，容易入睡，也容易消除疲劳。仰卧会使全身骨骼和肌肉处于紧张状态，既不利于消除疲劳，又容易造成因手搭胸部影响呼吸而做噩梦，从而影响睡眠质量。

禁忌6：张口睡觉

张口而睡，容易遭到空气中细菌和病毒的侵袭，不仅会使病从口入，也容易使肺部和胃部受到冷空气和灰尘的刺激，从而引发疾病。

禁忌7：蒙头睡觉

处于更年期的人们抵抗力下降，最直接的表现就是怕冷，尤其是冬季到来之后，总喜欢蒙头而睡。这样会吸入大量二氧化碳，导致身体缺乏必要的氧气，对身体健康极为不利。

禁忌8：迎风而睡

睡觉时不要让从门窗进来的风吹到头上或身上。因为人在熟睡时，身体对外部环境的适应能力有所降低，如果迎风而睡，时间一长，冷空气就会从皮肤毛孔入侵，轻者可引起感冒，重者会口眼歪斜。

禁忌9：开灯睡觉

人在入睡后，眼睛虽然闭着，但仍能感觉到光亮。如果开着灯睡觉，灯光会扰乱人体内的自然平衡，导致人的体温、心跳、血压变得不协调，从而使人感到心神不安，难以入睡，即使睡着，也容易惊醒。

禁忌10：围炉而睡

围炉而睡会使人体过热，容易引起疮疖等疾病。夜间起来大小便时，还容易着凉引起感冒。值得一提的是，如果使用蜂窝煤取暖，要注意通风，以免煤气中毒。

如果更年期拥有了优质的睡眠，这个时期出现的许多疾病也会随之减弱，如焦虑、抑郁等。更年期失眠的防治可以归纳为不动脑、不激动、不进食、不说话。即放松脑子，放松神经，平稳情绪，这样就会轻轻松松地入睡。

更年期女性失眠的解决办法

为什么更年期妇女失眠的发病率高呢？一方面是因为体内潮热发作对睡眠的干扰，另一方面可能与体内雌激素水平不足有关。由于雌激素对大脑皮层有抑制作用，当体内的雌激素缺乏时，大脑的抑制过程减弱，兴奋过程相对过高，二者的平衡状态遭到破坏时，便表现为失眠。

改善更年期女性睡眠的 10 个方法

睡眠质量不高，会加重更年期女性焦虑、紧张、敏感等情绪，导致工作效率下降。这些都严重困扰了更年期的女性。那么更年期女性在面临失眠问题时应该如何摆脱呢？

（1）心情烦躁、胡思乱想、静不下心来时，尝试躺在床上，把脚抬起来，靠在墙壁上 5 ~ 10 分钟，帮自己冷却一下过热的脑袋。

（2）内循环失调、怕冷而睡不好觉的人，可以在家里多腾出一些空间，练习倒退走路。每天练习 30 分钟，训练脑部平衡，调整新陈代谢，走完后手脚就会比较暖和了。

（3）用手摩擦身体，使手肘、手腕、髋部、膝盖、脚踝等各处关节生热。这些关节附近有许多重要穴位，多摩擦能带动气血循环，多按压有催眠效果。

（4）找出适合自己的减压方法。如：从事自己有兴趣的活动，保持愉快的交往等。

（5）饮食要清淡，避开咖啡因。盐分和咖啡因会加重发热、潮红的症状，因此更年期妇女要吃的清淡一些，同时少喝咖啡、茶、可乐等带有咖啡因的饮料。另外，多吃高钙的食物，如低脂乳制品、小鱼干、深绿色叶菜，能镇静情绪，减轻焦虑，使人尽快入眠。

（6）每天至少喝 6 ~ 8 杯水，足够的水分可以舒缓潮热，促进睡眠。

（7）保持卧室的凉爽通风，必要时可以通过空调或电风扇来降温，维持自己感觉最舒服的温度，这样就不会加重闷热、流汗等症状。

（8）睡觉时穿着透气、吸汗的棉质衣服，可以减少衣服闷湿而醒来的情形。

（9）每天晚上不困不上床，并让晚上的时间尽量充实起来，散步、听音乐都可以，等实在想睡觉了再爬上床。

（10）饮食疗法：先取小麦、红枣水煎去渣取汁，纳入冰糖烊化顿服，每晚 1 次。这种饮食疗法对治疗更年期失眠的效果十分明显。

心理疗法

美国最近的一项研究指出，可以通过心理学的认知行为理论来治疗更年期妇女睡眠障碍，并且有很明显的疗效。研究者表示，更年期妇女在失眠时出现焦虑、抑郁等情绪，会加重失眠症状，而如果仅依赖安眠药等药物，剂量会越吃越大，从长期来看，对失眠没有帮助。

首先，人们要改变“只有睡足 8 个小时才够”的想法。

不要强迫自己睡这么长时间，睡不够8小时也不要变得紧张兮兮、很焦虑的样子。其次，建议更年期女性通过睡前做腹式呼吸锻炼，来改善睡眠状况。要让自己感觉到小腹的紧张和放松，慢慢吸一口气，数到3秒时停止，停顿3秒后再慢慢呼气，同样数到3秒。间隔3秒，然后再次吸气呼气。这样交替做5分钟左右。这种方法可以保证人在入睡前处于放松的状态。最后，一旦躺在床上20分钟左右仍然翻来覆去睡不着，就应该起床做些轻松的活动，直到有睡意，眼皮沉重、打哈欠，再回床上睡觉。

如果你已经出现更年期引起的睡眠障碍，不要过于慌张、焦虑，否则会加重失眠症状。保持顺其自然、心平气和的态度，往往可以有效提高睡眠质量。

更年期女性吃什么好

女性更年期一般为45~55岁。为了度过这段特殊期，建议女性们必须培养自己合理的饮食结构和正确的饮食习惯。

合理的饮食结构

更年期女性如果在饮食上稍加注意，便能起到很好的辅助治疗效果。那么，更年期妇女到底应该多吃什么食物呢？

◎多吃植物油

更年期女性应多吃植物油，如菜籽油、花生油、豆油、玉米油及香油等，少吃动物油及肥肉。植物油除含大量必需脂肪酸外，还含有丰富的谷固醇，能抑制胆固醇在肠道内的吸收，防止肥胖、动脉硬化及心血管病。

◎多吃粗粮

女性进入更年期后，应多吃一些杂粮，如玉米、麦片、小米、黄米等，还要多吃一些水果蔬菜，以补充铁、钙、锌、铜等微量元素和多种维生素。它们可以安神，防贫血，维持神经健康，促进消化，并提高机体免疫力等。

◎多吃大豆

大豆中含有大量的优质蛋白，钙、磷、铁、锌等矿物元素，多种维生素和集中必需脂肪酸等，都是更年期女性必需的营养物质。大豆中还含有丰富的黄体酮，可转化为多种激素，以弥补体内不足。

除此之外，更年期女性应多吃动物性食物，如鸡蛋、鱼、牛奶等，注意少吃甜食。

帮助睡眠的 6 种食物

（1）牛奶：牛奶有麻醉、镇痛作用，让人感到全身舒适，有利于缓解疲劳并快速入睡。

（2）小米：小米中含有大量淀粉、色氨酸，容易使人产生温饱感，并促进神经细胞分泌出使人困倦的物质。

（3）核桃：把核桃和黑芝麻，捣成糊状，睡前服 15 克，可以明显改善睡眠质量。

（4）红枣：晚饭时用红枣熬汤喝，能补脾安神，加快入睡时间。

（5）蜂蜜：蜂蜜有补中益气、安抚五脏的功效，临睡前喝一杯蜂蜜水，睡眠时会更安稳。

（6）醋：醋可以消除身体疲劳，减少浅睡时间。

正确的饮食习惯

更年期女性还要养成良好的饮食习惯。

（1）粗细粮搭配，不偏食，以保证蛋白质、维生素和无机盐的摄入量。

（2）饮食不要过饱，尤其是动物脂肪和糖类多了会使身体发胖，加重心脏负担并引发动脉粥样硬化。

（3）定时定量用餐，不要过多的讲求精细，粗粮、蔬菜、水果都有益于健康，蔬菜和粗粮中含有丰富的纤维素和半纤维素，具有通便、预防大肠癌的作用。

（4）更年期女性不宜吸烟、喝酒，同时最好适当服用一些保健品，来延迟更年期到来的时间。

（5）可以尝试下面几种预防更年期综合症的食疗处方，简单易行，美味可口。

鲜枸杞汁：具有补肝益肾的功效。可以缓解月经紊乱、头晕目眩、面潮红、五心烦热、腰酸软等症。鲜枸杞 250 克，洗净后用纱布包裹，榨取汁液，每次 15 毫升，1 天 2 次。

七宝粥：可以强肾健脾。红豆 50 粒，黄豆 56 粒，黑豆 64 粒，红枣 24 枚，莲子 21 粒，核桃仁 8 个。先将红豆、黑豆、黄豆煮沸 15 分钟，然后加入莲子、核桃，再煮沸 10 分钟加入红枣，1 天 3 次。

更年期男性失眠的解决方法

男性也有更年期吗？很多人不禁这样问道。其实，更年期不仅仅是女性的专利，男性也要经历更年期。男生更年期多发于55～65岁。像女性在更年期中的经历一样，更年期男性也会表现出忧虑感，容易紧张焦虑，对各种细微的身体变化异常敏感，精神不能集中，并出现心悸不安、记忆力减退以及失眠多梦等症状。

饮食调理

从30岁开始，男性的生殖系统机能便开始慢慢退化，分泌的雄性激素逐渐减少。当身体内的雄性激素下降到一定程度时，男性便会出现与更年期女性类似的失眠症状。因此，人们可以把食疗作为治疗失眠的一种方法。

更年期男性失眠时要多吃一些能改善增强生理功能的食物，如虾、羊肉、羊肾、韭菜和核桃等；少吃含糖量高的食物，饮食结构上注意低盐、清淡，不要暴饮暴食，晚餐不宜过饱，每天喝1～2汤匙蜂蜜；多吃蛋白质、钙质含量高的食物，如鸡、鸭、鱼、兔肉等；多吃豆类和新鲜蔬菜，豆类中含有大量植物性蛋白质，是人体必须的微量元素的“仓库”。

乐观豁达

进入更年期的男性要注意保持乐观豁达的心态，少为一些琐事烦恼，多听听音乐，坚持适量有氧运动。

首先，对于更年期不要过于恐慌，要时刻保持一个平静、稳定的心理状态，积极了解更年期男性常有的生理和心理症状，并采取一些必要措施进行预防。其次，遇到突发情况时不要心急发怒，虽然更年期男性由于内分泌紊乱，会更容易发怒，但一定要学会自我控制。

学会发泄

处在更年期的男性难免会遇到很多不良情绪，如果不采取合理有效的方式发泄出来，就很容易憋出心理问题。一般来说，心理发泄的方法有两种：一是自我宣泄，比如换位思考、运动减压、旅游散心等方法，能够有效缓解心理压力；另一种是加强心理沟通，将心中的不良情绪向自己的知心好友或者心理医生发泄出来，从友人或医生的安慰中获得心理上的放松。

更年期按摩穴位可改善睡眠

有些人进入更年期后，会出现浅而短的睡眠，稍微有动静就醒来，醒后又难以再入睡，白天精力不集中，容易疲倦等。甚至通过服用安眠药来帮助入睡，但是由于老年人的肝脏解毒功能及肾脏排泄功能均减退，药物容易在体内积聚，产生严重的副反应。所以，要想改善更年期的睡眠，人们可以采用下面几种具有镇静催眠的按摩术。

◎抹眼球调养心气

闭上眼睛，将两手中指指腹分别放在两眼球的上部边缘，无名指则分别放在眼球的下部边缘，然后在目内外眦之间反复揉抹20~30次。记住用力要轻。

◎运百会定神安眠

百会穴在两耳尖联线与头顶正中线的交汇处。运百会时可以采取向右侧卧的姿势，两手轮流以食指或中指指腹按揉百会穴 1 分钟。另外要记住，按摩时不能用力太重。

◎揉神门宁心安神

神门穴在掌后腕横纹尺侧端，尺侧腕屈肌腱的桡侧凹陷处。揉神门穴时可以采取坐位，左手食指、中指相叠加，按压在右手神门穴上，按揉 2 分钟，然后再换手操作。

◎按颞侧安神催眠

风池穴位于项后枕骨下两侧凹陷处，在斜方肌和胸锁乳突肌之间陷中。人们可以采取坐位，用两手拇指按压两侧的风池穴，两小指各按在两侧的太阳穴上，其余手指散放在头部两侧，然后两手同时用力，按揉约 1 分钟。

◎按脘腹理气和胃

采取仰卧的姿势，左右手分别横置于上腹部中脘（位于人体腹部正中线上，脐上 4 寸处）和下腹部关元（位于人体腹部正中线上，脐下 3 寸处）穴上，配合呼吸，呼气时按压中脘，吸气时按压关元，持续操作 2 分钟。

◎按涌泉平衡气血

涌泉穴在足掌心，位于第二跖骨间隙的中点凹陷处。揉涌泉穴时要采取平坐位，两手的中指指腹分别按压在两侧涌泉穴上，随一呼一动的节奏，有节律的按压，持续操作 1 分钟。

以上的六种方法，每晚可以选择任意三项，在睡前 1 小时左右进行自我按摩，如果能持之以恒，往往可以摆脱失眠的困扰。另外，在自我按摩的时候，还要平心静气，排除杂念，逐步放松全身肌肉，使身心感觉轻松舒适，这样既可以催眠，也可以强身健体，可以早日摆脱睡眠障碍。

第8章

特殊人群出现的睡眠问题

特殊人群，如孕妈妈，心脏病、高血压、糖尿病等患者，由于受怀孕和疾病的影响，经常遭到失眠的困扰，从而导致身体出现一系列问题。

孕妈妈失眠及调整方法

听到医生向自己宣布已经怀孕的好消息时，准妈妈总是十分兴奋，并热切期待孩子的到来。但怀孕的过程却不可避免地会带来许多生理变化与不适，其中最扰人的问题之一就是失眠。

孕妇失眠会危害宝宝健康

如果孕妇的睡眠质量长期处于较差的状态，会导致自身免疫力下降，容易患病，有间接影响胎儿健康的风险。

一般来讲，初次怀孕的女性最容易遭遇睡眠问题。因为她们没有妊娠经验，对妊娠和分娩过程有较大的恐惧心理，这种紧张、焦虑的状态会直接造成失眠，并继发情绪抑郁、神情疲惫、食量减少、营养不良等诸多问题。

胎儿生长发育所需的全部营养均来自母体，儿童性格等方面的成长最早也来源于胎儿期在母体内所感受到的母体情绪。如果有一个倍受失眠困扰的、精神长期紧张焦虑的孕妈妈，胎儿很可能出现发育不良或器官发育不全等问题，甚至有流产或早产的可能。

引起孕妈妈失眠的因素

◎尿频引起睡不好

怀孕初期有将近一半的孕妇会出现尿频症状，这是由于增大的子宫压迫到膀胱导致的结果。到了妊娠后期，绝大多数的孕妇都会受到尿频的困扰。这种困扰不只是在白天，还包括晚上，即使是在睡眠的过程中，也要经常醒来，起身上厕所。

另外，许多孕妇会由于情绪紧张等心理因素出现尿频症状，也有孕妇因膀胱尿道炎等疾病原因导致分泌物增多或尿频，但却常以为这并非异常现象而未加调理，或担心服药会影响胎儿健康发育而主动拒绝治疗。久而久之，这些症状不仅会影响孕妇的睡眠质量，甚至还有造成流产的可能。

◎抽筋引起惊醒

妊娠后期，许多孕妇由于睡觉姿势不当或营养摄入不均衡等原因，常会在夜间发生抽筋现象。一般来讲，孕妇睡眠时如果脚掌向下或下肢受凉，比较容易发生抽筋；孕妇饮食中甜食和肉食过多，导致血液呈偏酸性，引起电解质失衡，也会造成局部肌肉抽筋。

孕妇遭遇抽筋时，可采用热敷加按摩的方式来缓解痛苦。如果是睡眠过程中突发抽筋，可以顺势将脚用力地蹬到墙上，或下床直立片刻，有助于缓解症状。如果抽筋现象频繁，要考虑钙质缺乏，最好能到医院进行确认，然后遵医嘱进行补钙。

◎焦虑、压力大让人睡不实

由于孕育知识匮乏等原因，一些孕妇会过分担心胎儿的发育状况，或对即将到来的分娩有较大的恐惧心理，导致紧张、敏感、耐压力下降等心理问题不断出现，情绪方面有焦虑、忧郁的表现，这会导致失眠症的发生或产生睡眠障碍。另外，怀孕期间体内荷尔蒙激素发生改变，也会导致孕妇情绪转变，影响睡眠质量。

孕妇长期存在精神过于紧张、心理压力过大等心理，除了会影响睡眠之外，还有可能造成胎儿畸形、早产、视听缺陷、智能缺陷等后果，所以一定要做好女性孕期的心理疏导工作。

◎饮食习惯影响睡眠

孕妇在妊娠期间，尤其是孕早期，常伴有恶心、反胃、呕吐等现象，食欲严重下降，不能保证在正式吃饭的时间产生食欲。为了摄入足够的营养，大多数孕妇会改变饮食习惯。比如：选择在食欲稍好的时候进食，不论食欲出现的时间是否妥当；或者只吃自己能吃下的食物，不论这些食物是否有益健康。这就难免出现问题。

有些孕妇有特殊的饮食喜好，比如睡前饮茶、喝咖啡、吃油炸食品等，但睡前喝茶水或咖啡会使大脑兴奋，吃油炸食品等饱和脂肪含量多的食物会改变孕妇体内的激素分泌，这些都会造成孕妇睡眠障碍。另外，如果孕妇饮食结构中的钙、铁等微量元素缺乏，也会影响睡眠质量。

同时，食物的过敏反应也会造成对免疫系统的负担，增加身体压力，造成一系列不适症状，影响孕妇的睡眠。

睡前五忌提高睡眠质量

睡前注意下面五个方面，可以帮助孕妈妈提高睡眠质量。

◎晚餐不要吃得过饱、过晚，营养不要失衡

晚餐不能吃得过饱，最好是清淡口味，有助于提高食欲。注意不要吃得太晚，千万别吃了饭就去睡觉。营养一定要丰富而均衡。因为充足而均衡的营养摄入是保证母体和胎儿健康的基础。

◎临睡前不要喝太多水

孕妈妈需要多喝水，但喝水的时间一定要控制好。晚上睡前两小时之内不能喝水，最好在睡前两小时之前补足水分。

◎避免饮用汽水、咖啡、茶等含咖啡因的饮料

这些饮料所含的咖啡因有兴奋神经的作用，会改变孕妇体内的激素分泌，造成入睡困难。碳酸汽水中含有能破坏体内微量元素的成分，容易造成微量元素缺乏，导致出现抽筋或入睡困难等问题。

◎不要睡得太晚

孕妈妈应该养成每天按时上床睡觉，早上按时起床的好习惯。在床上等待睡意的过程中，不要做分散精力的事，也不要想令人情绪不好的事。

◎睡觉前不要做太多的活动

睡前两小时之内除了不能喝水，也不能让自己太累。散步等活动最好在睡前两小时之前完成。在上床前，可以做一些放松神经的事，比如泡个温水澡，或者用温水泡泡脚，并加以轻柔的按摩。

孕妇睡眠时的注意事项

孕妇在睡眠时一定要注意以下三个方面。

◎睡觉时不要蒙头

被子蒙在头上时，被子里的氧气越来越少，二氧化碳越来越多。孕妇在睡眠状态中将自己的头部置于这样的环境中，会造成脑细胞缺氧，很容易做噩梦，或者被憋醒，影响

睡眠质量。

◎采用左侧卧位的睡姿

当孕妇采取仰卧睡姿时，增大的子宫会压迫腹主动脉，降低子宫动脉压力，影响胎儿供血，并增加下腔动、静脉的压力，导致会阴静脉曲张和下肢浮肿。还会因回心血量减少而出现全身各器官供血量不足，引起胸闷、头晕、恶心、呕吐、血压下降等症状。更有压迫输尿管，使尿液排出不畅，让孕妇遭遇肾盂肾炎的危险。患有妊高症的孕妇采用仰卧睡姿有可能加重病情。

由于怀孕后的子宫会有不同程度的右旋，经常采用右侧卧位的睡姿会使子宫进一步右旋，使向子宫输送营养的血管受到牵拉，影响胎儿的血液供应，使胎儿发生缺氧。严重时甚至会造成胎儿在胎内窒息或死亡。

左侧卧位可以减轻孕妇腹主动脉的压力，改善心、肺、肝、肾的血流量，保证胎盘血液灌流及胎儿供血，所以孕妇最晚在怀孕六个月后，一定要坚持采用左侧卧位睡姿。

◎适当增加午睡

在条件和时间允许的情况下，午饭后最好能睡个午觉，但千万不要饭后立刻睡觉，至少要过半小时之后才可以。午睡的时间可以控制在半小时左右，以不超过一小时为宜。

如果孕妈妈能按照以上这些方法来改善自己的睡眠，自然会越睡越香，睡出一个健康的身体，生一个健康的宝宝。

心脏病患者的睡眠表现及注意事项

先天性心脏病、风湿性心脏病、高血压性心脏病、冠心病、心肌炎等都属于心脏病的范畴。来自美国的研究认为，睡眠质量差与心脏病之间是相互影响的。过去我们总认为，睡眠质量会影响高血压、心脏病和糖尿病。但事实上，心脏病与睡眠质量差之间的因果关系也会倒置。医学研究证实，心脏病患者在睡眠过程中容易出现中枢性睡眠呼吸暂停，主要表现为缺氧、呼吸困难，进而严重影响睡眠质量。

心脏病可以引起睡眠呼吸暂停

临床研究证实，风湿性心脏病、扩张性心肌病、高血压心脏病患者出现严重心功能衰竭后，患者的胸腹部呼吸运动及口鼻气流消失，在睡眠时容易出现呼吸停止，医学上称之为“陈－施呼吸”，其实质是一种特殊类型的中枢性睡眠呼吸暂停。

“陈－施呼吸”所引起的睡眠呼吸暂停是由心脏功能不全引起的，它一般在患者睡眠或昏迷时出现，常在刚入睡时发生，睡眠加深后可能消失。“陈－施呼吸”能引起血氧下降，加重患者的缺氧程度，导致患者频繁憋醒，影响睡眠。缺氧及频繁觉醒也会使患者白天疲惫不堪，不利于心脏功能的改善。

慢性心力衰竭患者一旦出现“陈－施呼吸”就无异于宣告了危险的降临——5 年生存率只有 20% 左右。而未出现“陈－施呼吸”的患者 5 年生存率超过 80%！

临床发现，大约有一半的慢性心衰患者会出现此类异常呼吸模式。这同时也说明，慢性心力衰竭患者如果在进行药物治疗的同时，能通过正确的手段祛除“陈－施呼吸”，那么5年生存率可以提高到80%左右。

心脏病影响睡眠的临床表现

心脏病患者由于患病而出现的思想负担，导致他们要承受比别人更大的压力，这种压力会影响正常睡眠，而心脏病所造成的失眠现象又会加重心脏病的病情，二者互相影响、互相牵制。所以大多数心脏病患者都或多或少地伴有失眠等并发症。

病情比较严重的是病态窦房结综合症。这种病症大多在夜间发病，心电图上常表现为窦性静止和窦房阻滞，出现窦房结静止或窦房阻滞使心脏射血减少，全身血液供应不足。而脑部会因为供血不足出现缺血，严重影响睡眠的正常进行，甚至可发生睡眠中猝死的现象。

曾经有人对30名患有病态窦房结综合症的病人进行过连续45夜的脑电及心电监测，结果发现，其中16例患者在夜间会频繁出现5秒以上的心脏停搏，这种症状的出现时间多在凌晨1:00~3:00之间或5:00~6:00之间。

冠心病心绞痛的主要发作时间是夜半或凌晨，这是影响睡眠的重要心脏病症之一，心绞痛患者的有效睡眠率很低，平均为88%，而正常水平为94%。

左心衰竭引起的心源性哮喘患者也会遇到睡眠问题。他们常在熟睡后1~2小时憋醒，并产生一种濒死前的窒息感。在半夜憋醒时，患者常被迫坐起，并频繁地咳嗽，出现严重的呼吸困难。症状较轻的人在坐起后数分钟之内症状会消失，但症状较重的人可能出现紫绀或冷汗，肺部还可听到哮鸣音。严重者甚至会咯大量泡沫状血痰，并出现血压下降或休克。这样的睡眠时刻都处于危险之中，根本无法保证睡眠质量。

心脏病患者适合的睡姿

睡姿不当会增加心脏病发的可能性，严重时不仅影响睡眠，甚至有可能发生夜间猝死。所以，正确合理的睡姿对心脏病患者来说是非常重要的。下面我们对各种心脏病人的睡姿提出一点儿小的建议。

◎心力衰竭、哮喘病、肺气肿患者

这类患者适合高枕而卧，或采用半卧位，不宜平卧。因为平卧时返回心脏的血量增多，会加重心脏负担，影响睡眠。

◎冠心病、心绞痛患者

这类患者宜睡倾斜15度左右的倾斜床，让上半身高于下半身，使下腔静脉回流到心脏的血液减少，有利于心脏休息。

关于一些睡眠时普遍应该注意的事项，心脏病人同样应该尽量遵守，比如养成良好的睡眠习惯、睡前泡脚、泡澡时水温不宜过高以及睡前饮食的注意事项等。

高血压患者睡眠需讲究

大多数高血压患者因为脑供血不足等原因经常会出现失眠症状，而失眠后带来的烦躁、心悸和焦虑情绪又会加重高血压，甚至引发心脑血管疾病突发等严重后果。因此，高血压病人的睡眠问题应该引起我们的高度重视。

高血压容易引起继发性失眠

高血压患者的失眠原因归纳起来主要有两个：一是由于高血压患者一般性格比较急躁，平时遇事敏感、易激动，所以很容易出现剧烈的情绪波动，如果睡前出现这种剧烈的情绪波动，就会影响睡眠；二是因为自身疾病的原因，如肾素-血管紧张素系统敏感性增高导致脑供血减少、动脉硬化导致血管弹性下降等，都会造成头痛、头晕、失眠、注意力不集中、记忆力减退等问题的出现。所以高血压引发的失眠症一般属于继发性失眠。

高血压患者的失眠症状主要有入睡困难、早醒、睡眠不稳、易惊、噩梦多等特点。有些患者只是偶尔出现失眠，尽管也会造成血压升高，但这种血压升高可以随着睡眠的改善而得到改善，一般不需要治疗。但有些患者有长期失眠的现象，这种失眠对血压的影响十分严重，并不易恢复。

高血压患者的失眠症不仅会造成血压升高，还会使人白天昏昏欲睡，并产生易怒、暴躁的情绪，因此有必要及早制止，并进行积极的治疗。

治疗高血压患者的失眠症时，要安全平稳地将血压控制在正常范围内，可以使用促进脑细胞代谢、改善脑血液循环的药物来改善和消除脑供血不足的症状。另外，患者还要消除担忧、紧张的烦躁心理，学会自我调节，并安排好日常生活节奏，注意劳逸结合。同时学习一些有关睡眠的医学知识，掌握健康睡眠的方法。如果失眠症状严重到对日常生活产生较大影响，并且不能通过一些常规方式进行自我调整时，则应该在医生的指导下选择恰当的治疗方法。

血压猛于虎，睡眠需谨慎

高血压患者有在夜间并发脑卒中的危险，为了避免这种惨剧的发生，在睡眠时应该注意以下几个方面。

◎缓慢起床

早上醒来后不要立刻起床，最好先在床上仰卧一会儿，活动一下四肢、头部、颈部，伸伸懒腰，然后再缓慢坐起，活动几次双臂和手腕。接下来最好下床进行一些轻微的活动，逐渐发展至正常活动。这样血压不会发生太大的波动，也不会发生头晕。

◎中午小睡

高血压患者在午饭后最好小睡一会儿。在无法平卧入睡的情况下，可选择在沙发上仰坐、闭目养神、放松全身的动作，这样有助于降低血压。

◎晚餐少吃

一些人对晚餐比较重视，常常把晚餐当做一天中最隆重的一餐来对待，做法务求复杂，这是不正确的。晚餐最好吃些易消化的食物，搭配些汤类，把时间至少安排在晚上睡前两小时之前，这个时间段不用害怕饮水量过多造成夜尿的问题，可以补足水分，喝汤水或粥都可以。如果水分不足，夜间会出现血液黏稠的风险，促进血栓的形成。

◎适当忌口

中医有“胃不和则卧不安”的说法，因此睡前要避免吃肥腻的食物，以免晚间因腹胀而难以入睡。咖啡、茶、酒有兴奋作用的饮品不宜在睡前饮用。睡前服用补阳助火的中药，会加重神经衰弱症状，睡前抽烟会促进大脑兴奋，使人睡意全消，这些同样需要避免。

◎娱乐有节、身心放松

高血压患者睡前娱乐时必须有所节制，无论是下棋、打麻将还是打扑克以及其他的娱乐方式，都要限制在1～2小时之内，并在睡前两小时之前停止。在娱乐的过程中，一定要学会控制情绪，不要过度兴奋或沮丧。活动应以娱乐健身为主，输赢并不重要，不能太认真，否则会因为情绪的波动而造成血压升高。即使是看电视也要控制好时间，不能在电视屏幕前久坐，也不要看刺激性或恐怖性强的节目，否则会刺激大脑皮层兴奋，对睡眠造成影响。

◎睡前泡脚

高血压患者在睡眠时要注意足部保暖，所以最好养成上床睡觉前用温水泡脚的习惯，并轻揉足底，以促进血液的循环，消除疲劳。

◎自然入睡

高血压患者在睡眠时要尽量自然入睡，不要让自己沦为安眠药的奴隶。当发生入睡困难时，可以尝试用深呼吸的方式帮助入眠。方法是：平躺，两手轻松放在身体两侧，自然伸直，双目微闭，停留一分钟左右，开始做深呼吸，吸气时慢慢举起双臂并举过头部，呼气时将双臂慢慢复原至身体两侧。重复15～20次。

如果高血压患者在治疗自身疾病的同时，能坚持将这些睡眠工作正确落实，就会有效提高降压疗效，保持血压平稳，并起到改善睡眠、尽量避免发生心脑卒中的作用。

糖尿病患者改善睡眠有秘诀

因饮食控制导致的夜间饥饿、因高血糖引起的尿频尿急等问题都会造成糖尿病患者夜间睡眠中断，而低血糖、安眠药依赖与耐受、心理压力过重等问题都会使糖尿病患者面临失眠的困扰。因此我们有必要帮助糖尿病患者，使他们能摆脱睡眠压力，拥有高质量的睡眠。

控制血糖，改善睡眠

糖尿病患者应该密切关注平时的血糖值和每天睡前的血糖值。如果两个数值差异过大，就是不正常的表现，比如平时血糖在 7.0 毫摩尔/升左右，睡前血糖在 5.0 毫摩尔/升，血糖值就相对偏低了，要及时纠正，避免出现低血糖。平时对血糖多加关注，控制好血糖值，能有效消除糖尿病人的焦虑情绪，改善睡眠状况。

由于糖尿病患者的睡眠障碍与糖尿病本身有直接关系，所以专家建议糖尿病患者从治疗糖尿病开始改善睡眠。调理胰岛功能，控制血糖，并附以中西医的针灸、药浴等多种方法，从根本上改善糖尿病患者的睡眠质量。

糖尿病患者改善睡眠的途径

除了对疾病进行积极的治疗之外，糖尿病患者平时也要从饮食、运动、情绪、生活起居等方面多加注意，综合调节和改善自己的睡眠。

◎饮食多样化，好吃不贪嘴

“吃什么都不能过量”是糖尿病患者的饮食宗旨之一。

在正餐方面，一日三餐七成饱即可。为了避免并发动脉硬化、便秘等症，一定要保证食物种类多样化，并注意粗细搭配。南瓜、燕麦片等食物要常上餐桌。此外，还要注意不吃过甜或辛辣的食物。

为了补充人体所需的营养，糖尿病人可以吃少量水果，每天食用量大约控制在100克以内，并要随时注意血糖和尿糖的变化，如果吃了水果后尿糖增多，就相应地减少主食摄入量，以免出现血糖升高。由于水果中含有较多的糖类，所以重症的糖尿病患者不能多吃。

糖尿病患者可以吃瘦肉，但要控制在每周2~3次，每次100克左右。

◎适当运动有助于降血糖改善睡眠

有研究表明，每天早上进行适当的运动，能有效降低血糖，提高糖尿病人的睡眠质量。所以糖尿病患者每天早饭后半小时最好做一些简单的活动，以达到微汗为准。

◎良好的睡眠作息习惯，是改善睡眠的“强心针”

抽烟、喝酒等不良习惯会加重糖尿病病情，所以糖尿病患者有必要改掉这些习惯，但要注意不能操之过急。比如有抽烟习惯的人要在一年内慢慢地把烟戒掉，不要一下子就马上戒掉，应让身体有一个适应的过程。同理，原来吃降糖西药达半年以上的糖尿病患者，不要立刻将药停掉，否则会引起血糖突然升高。正确的方法是在医生的指导下，慢慢减量，直至停服。

每天晚上睡觉之前，可以用温水泡澡或泡脚，并配合一些放松式的按摩，有助于促进睡眠。

保证情绪也很重要。情绪健康对疾病有较强的控制和辅助治疗作用，注意保持情绪的轻松，并培养积极的心态，凡事不要过于悲观。

总之，糖尿病人要养成良好的睡眠及生活习惯，并保持乐观的生活态度，放下心理包袱，正视糖尿病带给自己的各种不适，积极主动地进行治疗。只有这样，睡眠不好的问题才会远离。

不宁腿综合征患者的睡眠如何改善

不宁腿综合征是一种比较常见的睡眠障碍，可发生在任何年龄段，尤其是 40 岁以上的中老年人发病更为常见。该病会影响患者的睡眠质量，使病人的血压波动，尤其是对中老年人来说，经常性的失眠甚至会诱发心脑血管疾病的发生。

不宁腿造成的睡眠障碍

患者在夜间入睡以后，双腿会有一种难以表达的特殊的不舒服的感觉，如酸胀、烧灼、麻刺、紧张感等，并伴有不可控制的机体运动，迫使患者下肢不停地运动。不宁腿综合征一般在安静的时候发作，特别是夜晚或者休息一段时间后症状更为严重。持续时间因人而异，短的只有数分钟，严重的甚至整夜不停，活动下肢可以使症状减轻，但患者在入睡后症状会明显加重，成为严重失眠的主要原因。

不宁腿综合征的发病原因目前尚不清楚，常并发于胃部手术之后，酒精中毒、尿毒症以及精神因素对发病具有一定的影响。本病分为原发性和继发性两大类，其中原发性病因不明，儿童患者常有家族遗传史。继发性常见于以下病因：缺铁性贫血、尿毒症、妊娠、风湿性关节炎、叶酸缺乏、帕金森病、代谢疾病和药物所致等。

美国睡眠医学研究会的睡眠障碍国际分类中，不宁腿综合征的诊断标准有以下 6 个：

（1）患者夜间腿部会有不舒服的感觉或者夜间难以入睡；

（2）小腿常出现一时性的疼痛和瘙痒；

（3）不舒服的感觉可以通过活动肢体得到缓解；

（4）多导睡眠图显示睡眠时肢体有运动；

（5）不能用精神科和内科障碍来解释其症状；

（6）可以有其他睡眠障碍存在。

另外，还划分了本病的严重程度标准。轻度患者，病症偶尔周期性发作，轻微影响患者入睡，但不会引起明显的困扰。中度患者，一周内发作不超过 2 次，一定程度上延迟了入睡时间，中度干扰睡眠，轻微影响了白天的工作和生活。重度患者，一周内发作超过 3 次，严重干扰了夜间的睡眠，明显影响了白天的工作与生活。

不宁腿综合征患者的家庭护理

不宁腿综合征在国际上并不是一种少见病，近年来的流行病学调查显示，其发病率在 10% 左右，而且近些年有增长的趋势，女性的发病率还要更高一些。但是由于患者缺乏认识，常被误诊为缺钙、关节炎、循环障碍以及脊柱损伤等，病人得不到适当的治疗。因此，有不宁腿综合征的患者一定要及时就医，以免延误治疗时机。

不宁腿综合征的防治，首先要养成经常锻炼的习惯，坚持适度的有氧锻炼，尤其是加强腿部的运动。每天早晨或睡前洗脚后，用手搓脚心，先在脚心左右搓，然后前后搓，最后转圈搓，直到发红、发热舒适为止，有助于改善腿部的血液循环，防止麻木、无力、冰凉等症状。

其次，要戒烟限酒，控制咖啡因、尼古丁的摄入，少食高脂肪、高胆固醇、高糖类的食物，多吃富含粗纤维、维生素的蔬菜和水果。

再次，要合理安排生活，作息规律，平时要保持情绪平稳，避免过度劳累。

最后，患者要积极治疗不宁腿综合征的并发病，如缺铁性贫血、尿毒症、妊娠、风湿性关节炎、叶酸缺乏、帕金森病等，定期就诊复查。相信在积极的治疗与护理之下，不宁腿综合征患者一定能有个安安稳稳的好睡眠。